U0389659

导引子

丁丽玲 著

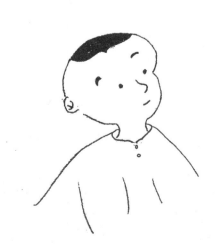

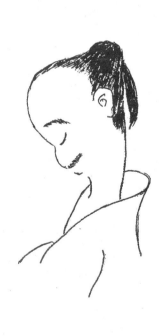

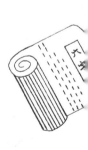

吉林科学技术出版社

图书在版编目（ＣＩＰ）数据

导引子 / 丁丽玲著. – 长春：吉林科学技术出版社，2019.12
ISBN 978-7-5578-5225-2

Ⅰ．①导… Ⅱ．①丁… Ⅲ．①导引－基本知识 Ⅳ．①R247.4

中国版本图书馆CIP数据核字(2018)第252462号

导引子
DaoYin Zi

著	丁丽玲
出 版 人	李 梁
责任编辑	孟 波　宿迪超
封面设计	长春市阴阳鱼文化传媒有限责任公司
制 版	长春市阴阳鱼文化传媒有限责任公司
幅面尺寸	170 mm×240 mm
字 数	260 千字
印 张	19.5
印 数	1—6 000册
版 次	2019年12月第1版
印 次	2019年12月第1次印刷

出 版	吉林科学技术出版社
发 行	吉林科学技术出版社
地 址	长春市净月区福祉大路5788号出版集团A座
邮 编	130118
发行部电话/传真	0431-81629529　81629530　81629531
	81629532　81629533　81629534
储运部电话	0431-86059116
编辑部电话	0431-81629517
印 刷	长春新华印刷集团有限公司

书 号	ISBN 978-7-5578-5225-2
定 价	59.90元

自己是"良医" 导引是"良药"

导引，是古代中医祛病的辅助方法之一。

细数针、灸、药、导引、按摩、砭石这些中医良方，你会发现它们大多不是直接攻击病毒、细菌，而是通过培补元气，疏通经络，周流气血，壮其根本，从而达到正气内存、外邪不扰的健康状态。

导引，是一种自我践行的练功方法，是治未病和康复身心的"良药"。《黄帝内经·素问·异法方宜论》中记载，"中央者，……，其民食杂而不劳，故其病多痿厥寒热，其治宜导引按跷"。古代中土之病，太像现代人的病。吃得好，劳作又少，就容易萎靡不振，气血逆流不通，易生寒热杂病。对付这些痿厥寒热之证，宜用导引。

导引方法，多出自古代医家、养生家之手。像华佗、孙思邈、陶弘景、巢元方、金元四大医家等，他们创编整理的五禽戏等导引类功法，口耳相传，流传至今。这些赫赫有名的医家，既是医体结合的先驱者，也是善养己身的实践者。

导引，不同于一般的体育锻炼。它在导气令和、引体令柔、心境归一之间，让飘浮于尘世的心回归身体，让萎挛的深层筋膜得以舒展，让壅滞的脏腑气机运转有度。在导引中，我们会遇见越来越健康从容的自己。

这本书从古代优秀的导引方法中走来，从头到脚，从筋骨到脏腑，列举了37种症状，每种症状对应一个导引法和一个养生方，既可单方使用，也可组方调养。

《黄帝内经》中黄帝与岐伯的对话，在优秀文化的传承中堪称经典。我在本书中写意了这种古法，通过风趣幽默的师徒对话，授教于乐。我为本书绘制了500多幅漫画，拍摄了31个导引视频，真心希望读者打开卷页，便会感到书香扑鼻，满心欢喜。

健康是一场修行之旅，希望在您的旅途中，有《导引子》的陪伴，不再孤独，一路风景，一路平安！

丁丽玲

目录
contents

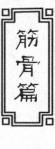

筋骨篇

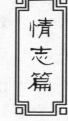

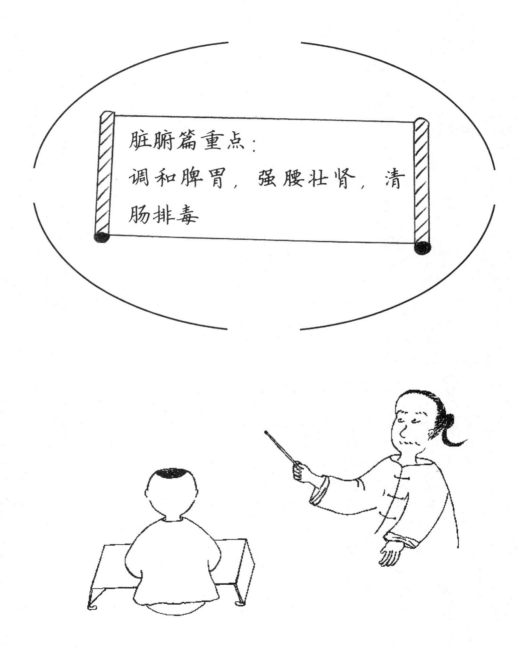

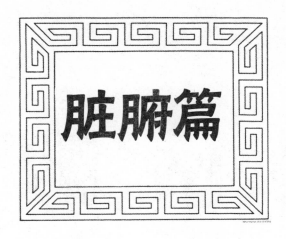

脏腑篇

第一章
调和脾胃，养益后天之本

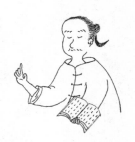

"敲黑板啦：一口不能吃个胖子，所有导引动作的练习次数和幅度，因人而异，循序渐进。"

　　《导引子》开篇，先学习如何调养脾胃。相比较而言，老年人经过风风雨雨，懂得慎养己身，脾胃不和反倒多见于中青年人。工作压力大，餐饮无规律，再抱有一点依仗年轻的侥幸心理……都成了扇打脾胃的小巴掌。

　　脾胃疾病，内外合养才是王道。

　　本篇介绍养益脾胃的导引和食疗方法，简便实用，随学随用。

第一节 调理脾胃须单举

升清降浊，解决脾胃不和

开篇第一式，介绍"调理脾胃须单举"，其源于八段锦，是脾胃最喜欢的"菜"，效用重在对脾胃气机的导引。

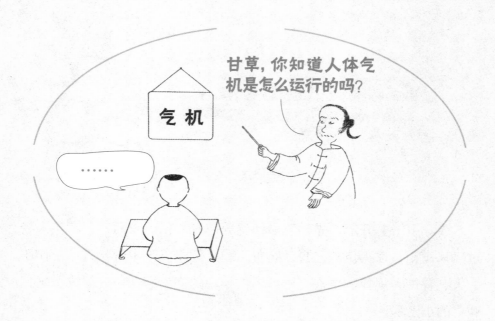

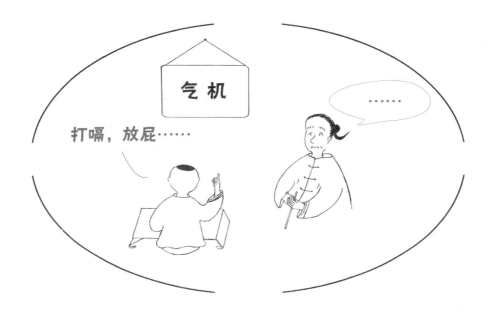

气和气机，永远是导引、药膳的核心。

气，是事物的本质；气机，就是尽你的本分，做事循规蹈矩。天有天的气机，人有人的气机。

冬天该冷，如果冬温不冷，是天不按气机走，就会发生温病，流感肆虐。

拿人体来说，胃气主降，脾气主升，这些是人体脏腑的气机。如果它们随便串个门，不按规矩走，人体气机就会紊乱，各种病就会找上门来。

所以中医把药物和食物分为四气。寒、热、温、凉，各有各的性质，吃下去会让你寒，让你热……

中医说病的时候，不会说胃炎、肝炎等，而会说气机不畅、气机不降、气机阻滞等。

所以，中医和食疗，都以调理气机为主，重在调动自身的能力，自己救治自己。

现在的医生会说："我给你瞧好了病。"而名医扁鹊却说："余非能生死人，因其自当生，余使之起尔。"

翻译过来就是：我并非能起死回生，是病人自己存有生机，我只不过扶了他一把，使生机起作用而已。

导引更是以一种直接的、机械的、物理的能量来调理人体气机。

好啦，无关紧要的话少说，麻溜儿来学功夫！

源流出处

　　"调理脾胃须单举"，源于八段锦。八段锦可是导引术中的精品之作，已经流传了上千年啦。寸锦寸金，"锦"可是丝绸中的贵族，1寸锦差不多相当于1两黄金的价值，命名"八段锦"，足见功法的珍贵。

跟着师父学导引

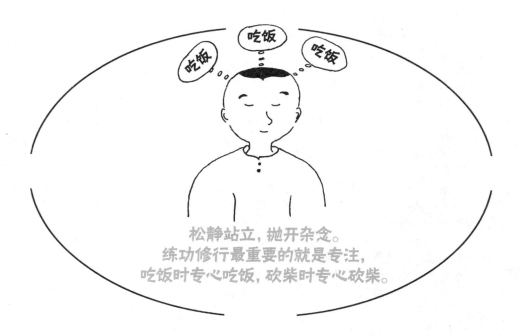

松静站立，抛开杂念。
练功修行最重要的就是专注，
吃饭时专心吃饭，砍柴时专心砍柴。

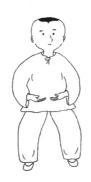

两掌托抱于腹前，掌心向上，屈膝，松胯，松腰，沉肩，坠肘，周身都要放松。

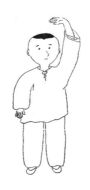

接下来，腿慢慢伸直，左掌上托至头顶，右掌下按至右髋旁，两只手臂有撑天拄地的劲力，充分展体，微微屏息，略停2秒。

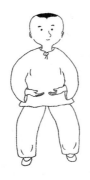

最后，左臂回落，两掌再托抱于腹前，松腰沉髋，膝关节微屈，回到开始时的状态，重复练习。

功夫秘诀

秘诀一 通过手臂导引胸腹。上举时，要舒胸展体，小腹收紧，两胁肋部对拉拔长；落掌时，松腰松腹，气往下沉，通过手臂的动作，来引动胸腹气机的运转。

秘诀二 吐纳是内劲。两臂对拉拔长时，缓缓吸气，感觉清气充满胸，稍稍屏息2秒；手臂下落时，慢慢呼气，感觉呼尽体内浊气。中间可以穿插自然呼吸。

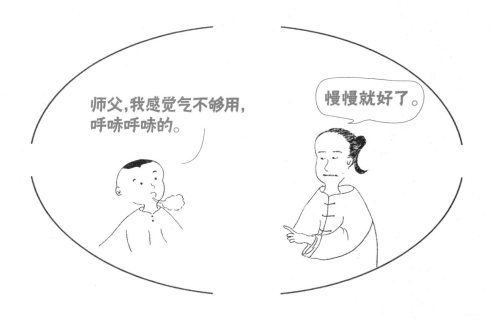

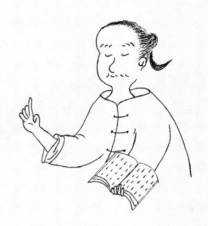

呼吸像拉风箱一样，是一种气息不畅的表现。出现这种呼吸时，说明身体比较弱，这个时候不要刻意调息，越自然越好，慢慢水到渠成。

这个方法为什么能升清降浊、解决脾胃不和呢？

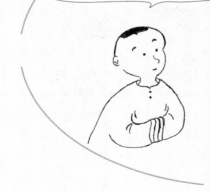

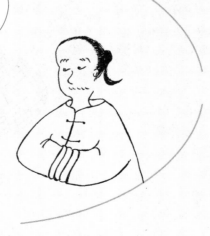

脾和胃就像一对磨盘，一个主升，一个主降，升清降浊，相得益彰。那些胃口好、吸收好的人，全靠脾胃升降有序。做调理脾胃须单举时，就是摸透了脾胃的脾气，通过两臂的对拉拔长、呼吸吐纳的内劲运用，带动脾胃的上下磨动，就像对脾胃进行了一上一下柔和的按摩，把中间横逆不通的气理顺。脾胃舒服了，工作起来就格外卖力。

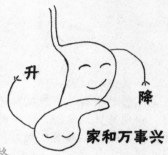

升　降

家和万事兴

不过，练功这事儿，是个功夫活儿，就怕三天打鱼，两天晒网，这就像医生给你开了药，而你不按时吃药一样。记得每天练一练，给脾胃加上这道营养餐呦。

经典方剂

药王孙思邈曾经说过，"能用食平疴，释情遣疾者，可谓良工"。这句话翻译过来就是：不会用"菜"的医生，不是好医生！所以在经典方剂中，着重给大家介绍药食同源的内容。

这一节介绍《黄帝内经》中的半夏汤，这个方子适合痰饮内阻、胃气不和、夜不得卧的失眠。半夏（洗）10 克，秫米适量，加入清水，小火熬煮，趁热喝。脾胃不和会形成中焦壅滞，食后嗳气，上注于心，加重对心神的干扰，引发不寐。方中的秫米即黏高粱米，产量极低，能够和胃安神、祛风除湿，经常用作和药汤剂。半夏（洗），是炮制后的半夏，《本草纲目》中记载能"除腹胀，目不得瞑"。两者合用，药借谷气，和胃安眠效果最好。黄帝在和岐伯对话时，曾赞誉这个方子："此所谓决渎壅塞，经络大通，阴阳和得者也。"

第二节 熊戏

运化水谷精微，让黄瘦子变成白胖子

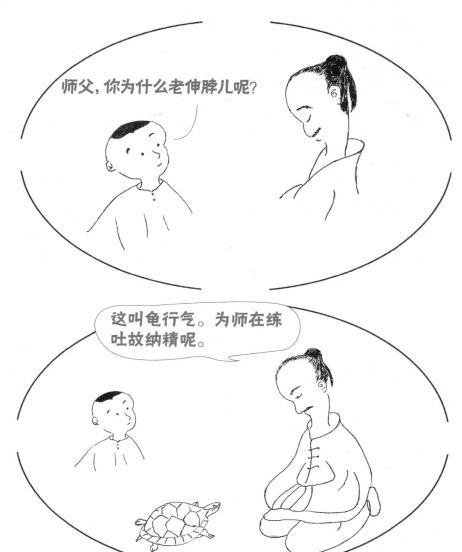

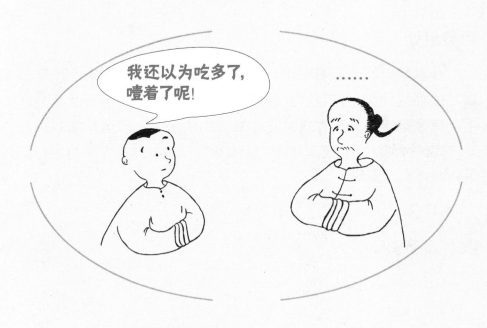

万物有灵，华佗最知其中道理，于是观察模仿动物，发明了祛病强身的五禽戏。这节要讲的熊戏，便源于五禽戏。

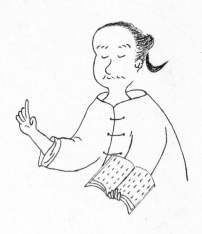

21

源流出处

　　神医华佗在给人看病时，首先不是开药，而是给病人疏解心结，做导引按摩，调理饮食起居，这是上上策；再不行就针灸，下下策才是用药。五禽戏就是他祛病的法宝之一，里面的熊戏是专门运健脾胃的。黄瘦羸弱者，练熊戏可以激发脾胃气机的运行，由内而外变得强壮。

跟着师父学导引

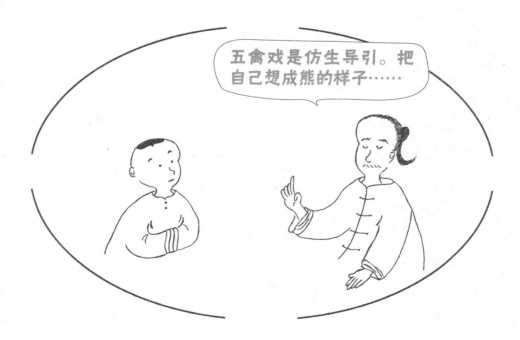

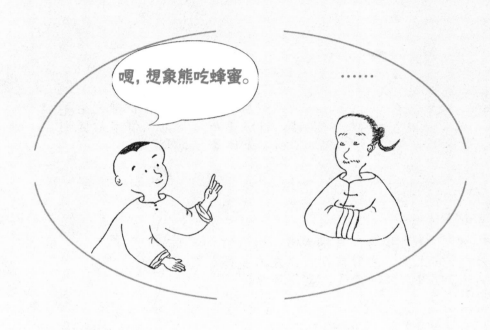

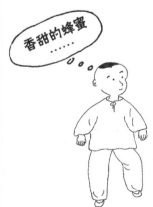

　　模仿熊行，提左髋、左腿，向左前方迈步，两脚前后成弓箭步。两手握空拳，随左脚上步，左臂前摆，两臂一前一后。

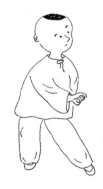

然后立定使气，模仿熊左右晃体，拧腰晃肩，带动两臂前后弧形摆动，晃体 3 ~ 5 次。

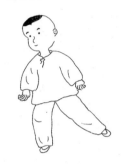

紧接着，再提右髋，向右前方上步，右臂前摆，做左右晃体摆臂，伴随使气。重复练习。

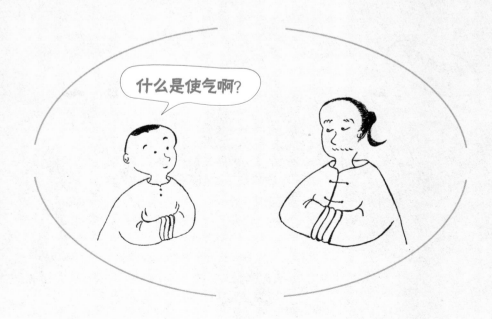

什么是使气啊？

24

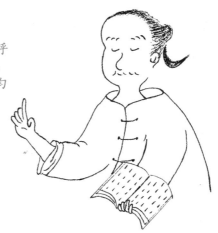

使气，是吐纳的功夫，是让呼吸和晃体配合起来。迈步落地时，缓缓呼气，拧腰晃肩时，配合细匀深长的呼吸，匀和自然。

功夫秘诀

秘诀一 拧腰晃肩。做熊戏时，要点在腰腹的摆动，以腰为轴，腰就像个大磨盘，左右晃转。

秘诀二 松柔是关键。从腰身到肩臂都要松下来，尤其是手臂，要像柳枝、藤蔓一样，靠腰腹的劲儿带着摆动起来。

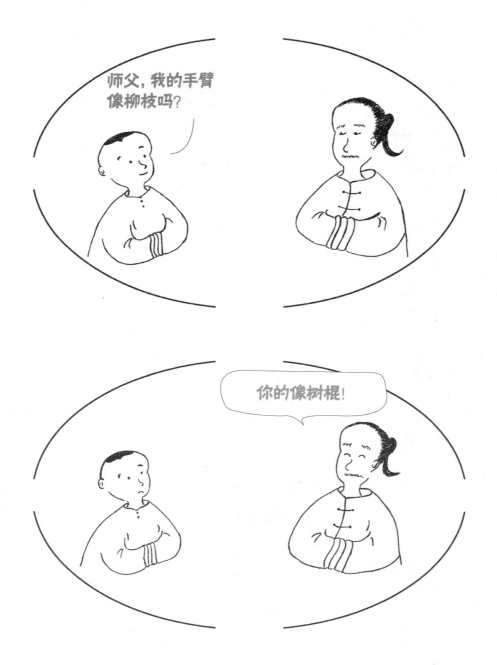

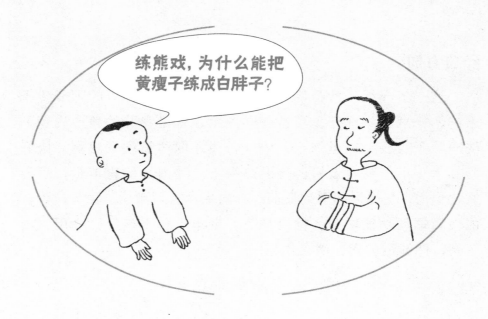

熊有一个特点，它可以连续进食数十公斤，也可以几个月不吃东西，全在它有一副好脾胃。练熊戏时，身体左右晃动，腰腹像一个磨盘一样左右转动，通过腰腹的横向挤压和牵拉，把脾经深层的气机调动起来，更好地输布水谷精微。这个导引方法尤其适合脾功能弱、吸收不好，怎么吃都不长肉的人，坚持练习，能把黄瘦子练成白胖子。

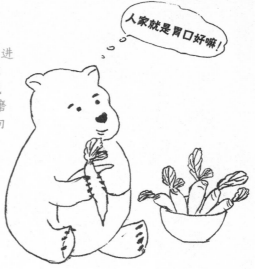

经典方剂

这一节介绍一款祖传的化食粥，据说是我师爷的师爷传下来的，一直用到现在。准备些鸡内金，就是鸡肫的角质内壁，洗净晾干，放到锅里焙干，研末备用。取适量粳米熬粥，快好时加入1小勺鸡内金粉，待温热喝下。鸡内金健胃消食，可治饮食积滞，是健运脾胃的良药。鸡内金含有胃激素、角蛋白等，能使胃蠕动功能增强，排空加速。老年人和小孩经常食用鸡内金粥，能健运脾胃、消食化积。

宿食不消导引法

《诸病源候论》中的祛胃胀法

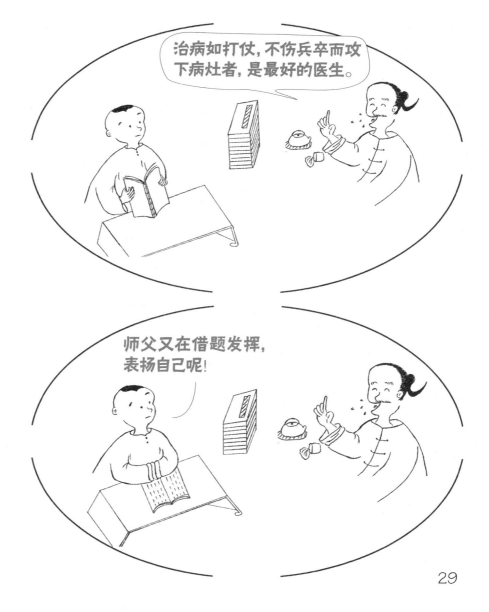

29

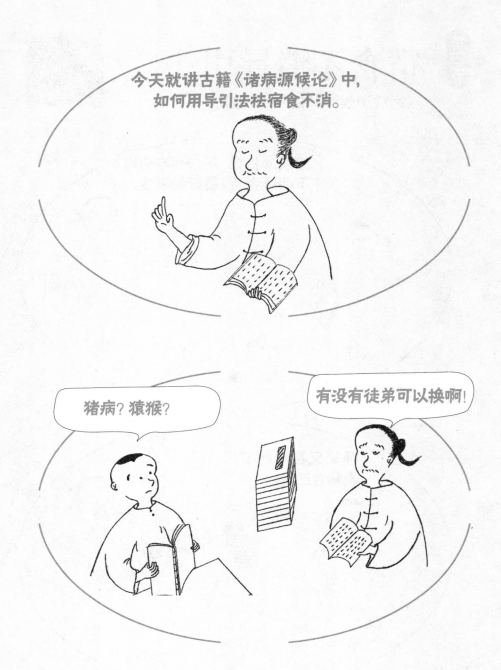

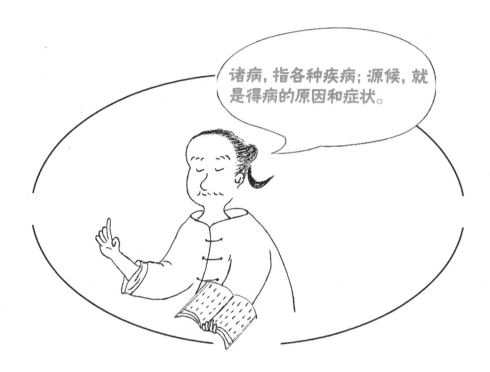

诸病，指各种疾病；源候，就是得病的原因和症状。

源流出处

　　宿食不消导引法，源于《诸病源候论》。这部书可是中医史上的传奇之作，是没有药方的中医典籍，由隋代太医令巢元方奉朝廷之命编撰。

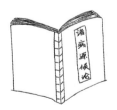

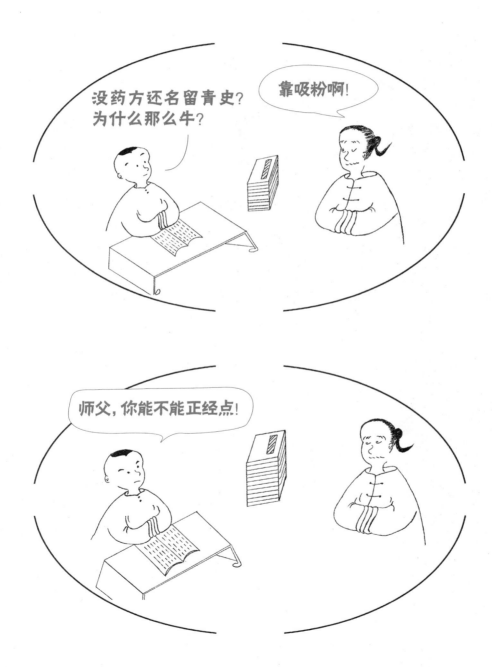

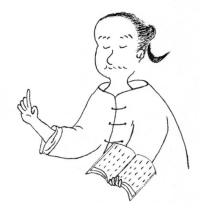

很正经地告诉大家，这部书靠的是两大神器：一是讲述病源论，告诉你病是怎么得的，论述得很系统，这在以前的医书中是不多见的；二是通过导引术和饮食调节达到养生、治病的目的。

跟着师父学导引

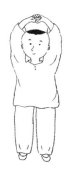

自然站立，两手上举，左手抓右手，然后身体向左侧倾身。

倾身略停2秒后，向前
稍俯身,旋转一周,然后挺身,
左右交替做。

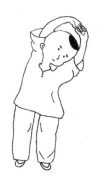

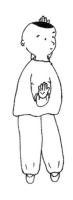

腰身左转，两臂在颈前
后打开，掌心向外，然后将
手臂收至胸前。

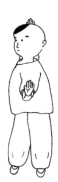

紧接着腰身右转，手臂
动作一样，向外舒展打开，
左右交替。

功夫秘诀

秘诀一 引开胁肋部。左右倾身时,手臂和两腿尽量伸直,腰身侧倾到最大限度,一侧胁肋部完全引开,让气以直而得养。引肋的同时,缓缓呼尽体内浊气。

秘诀二 输布脾胃之气。左右转腰身,手臂上下引动,充分舒展胸腹,借势推动脾胃之气上下输布。

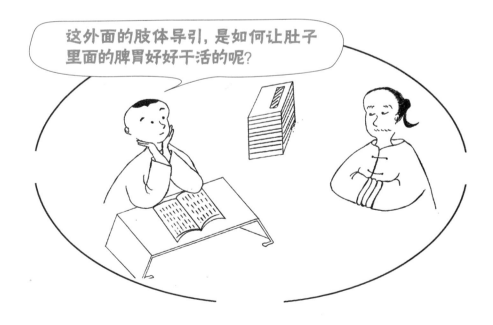

胃之所以会胀痛、宿食不消，一个主要原因就是动力不足，蠕动弱了，该往下走的食物下不去，拥堵在胃里。做这个宿食不消导引法时，腹部充分地伸展和绕动，就像是胃的蠕动，这样一来，胃就借助外力"动"起来了，蠕动和排空增强，其作用不亚于吃增强胃动力的药，还没不良反应。

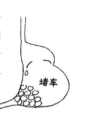

堵车

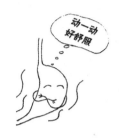

动一动好舒服

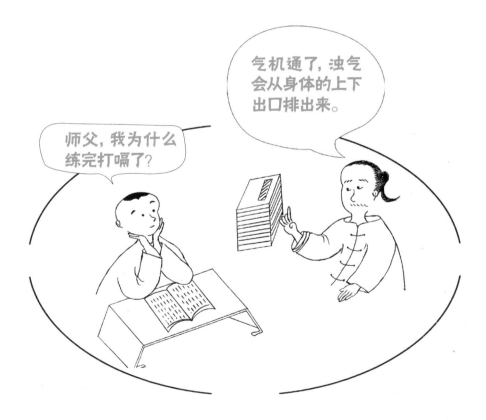

气机通了，浊气会从身体的上下出口排出来。

师父，我为什么练完打嗝了？

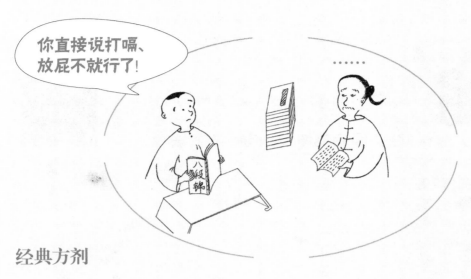

经典方剂

本节介绍《金匮要略》中的当归生姜羊肉汤，是一道好吃又补虚劳的菜。取当归 3 两、生姜 5 两、羊肉 1 斤，以水 8 升，煮取 3 升，每日服用 3 次。这个方子是治寒多而血虚的妙法。腹胁寒痛、体虚羸弱，多由阴虚得之，阴虚不得用辛热燥烈之药重劫其阴，故仲景另立一法，以当归、羊肉温暖下元而不伤阴。当归、生姜温血散寒，羊肉补虚益血，尤其是女子痛经、产后腹痛，属于下焦虚寒证型，用本方亦称神剂。

注意啦，汉代方剂用量和现代完全不同，而且是一锅药同时煮出来，再分开温服 3 次。下面是李可老先生所写《伤寒论类方汇参》中的剂量古今对照表，麻溜儿收了吧，再遇到《伤寒论》和《金匮要略》原方时，心中就有数啦。

1 斤 =16 两 =250 克

1 两 =15.625 克（临床取 15 克）

1 斗 =2000 毫升

1 升 =200 毫升

第四节 呼字诀

吐纳里面有乾坤, 六字诀中健脾法

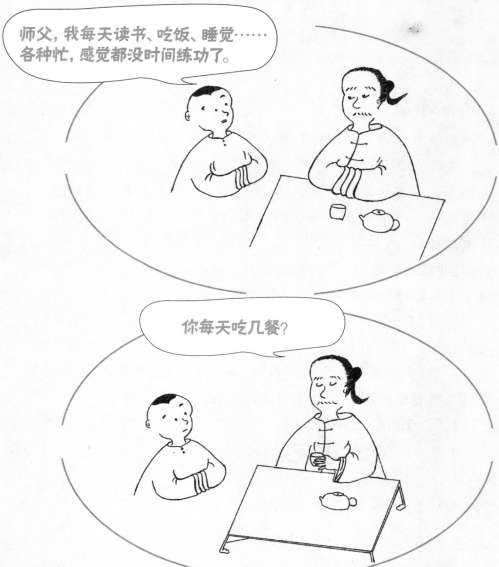

38

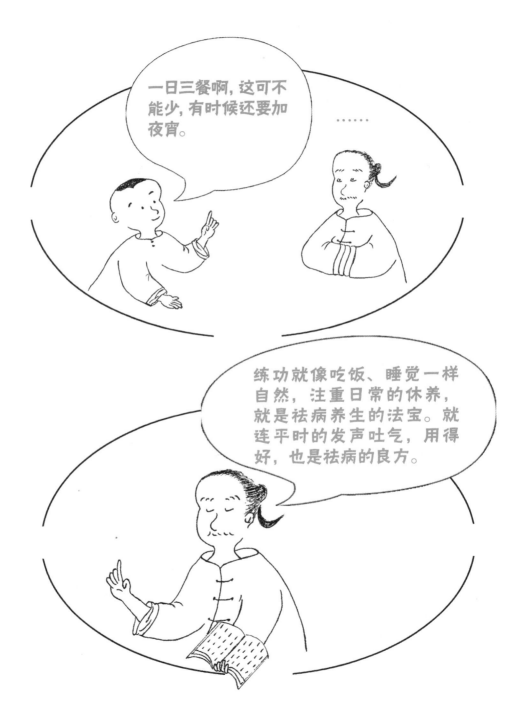

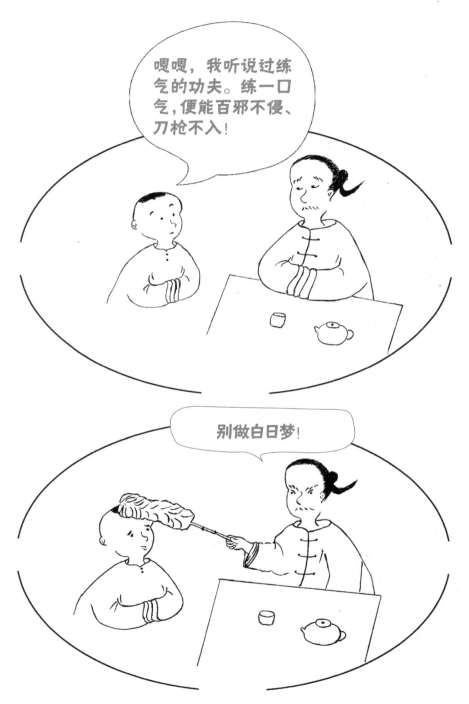

练功养生那些事，最怕云山雾罩，随波逐流。绿豆就是绿豆，咋整也成不了金豆。那些求捷径、求仙丹的皇帝们，大多慢性中毒，早早就没了。永远记住一个真理——大道至简，这个简约的大道，需要你下功夫去修行。花里胡哨的玄机后面，可能就是个坑，不是坑你的钱，就是坑你的健康。来，麻溜儿学招运健脾气的呼字诀。

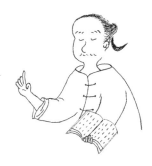

源流出处

呼字诀，源于六字诀。六字诀也叫六字气诀，是用呼吸吐纳来祛病强身的一种方法。师父的偶像之一——南朝医生陶弘景在《养性延命录》中，把这种方法称为"长息法"：纳气有一，吐气有六，嘘、呵、呼、呬、吹、嘻，微而引之，委曲治病。六字诀具有吐故纳新、补虚泻实的特点，常被佛、道、医等各家用于修行养生、祛病康复。

跟着师父学导引

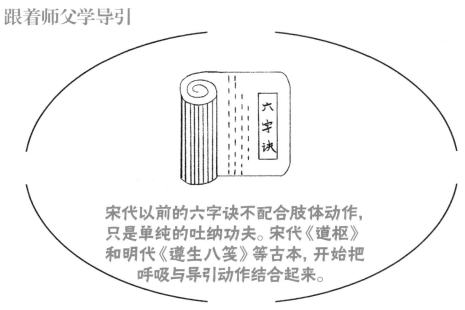

宋代以前的六字诀不配合肢体动作，只是单纯的吐纳功夫。宋代《道枢》和明代《遵生八笺》等古本，开始把呼吸与导引动作结合起来。

自然站立，左右手臂放松，环抱在肚脐两侧的小腹部，掌心向内，距小腹约一拳的距离。

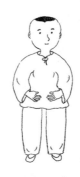

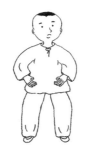

微微屈膝下蹲，两臂呈抱球状，两手同肚脐的位置，像一个等边三角形，与此同时，口吐"呼"音。

鼻吸口呼。发"呼"声吐气时，口唇撮圆，在口腔中间形成一股气流，气息匀长，同时两臂外展。

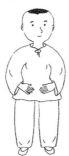

发音吐气结束后，两膝缓缓伸直，自然站立，两臂再环抱在肚脐两侧，然后重复发音吐气。

功夫秘诀

秘诀一 唇齿间的功夫。六字诀是讲究吐纳的功夫，发"呼"音时，很像怕烫，吹热水时，嘴唇撮圆的感觉。发音时，舌体下沉，气息从喉间直接穿过嘴唇呼出去。

秘诀二 逆腹式呼吸。学会用逆腹部呼吸，是祛病强身的关键。两掌回收时吸气，小腹微微内收；两掌向外展开时呼气，口吐"呼"音，小腹松沉，气息匀长。

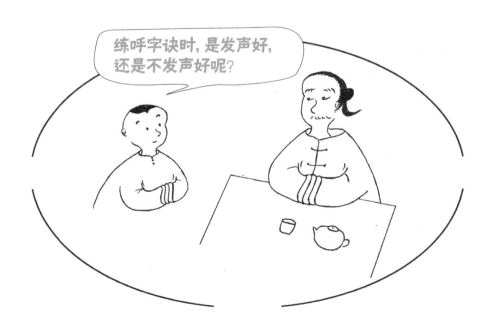

如果脾胃有实证，就采用发声的方式，以泻实火，用大呼 10 次，加细呼 20 次。如果以养脾胃为主，就只吐气不发声。

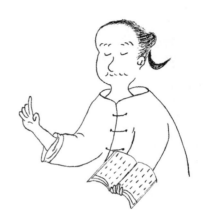

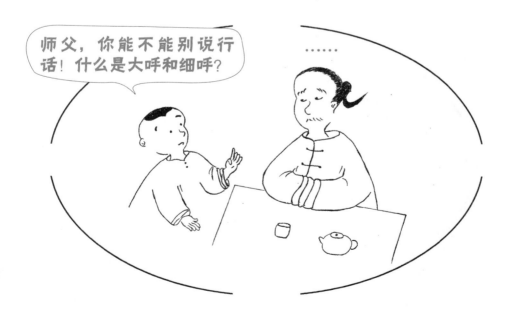

师父，你能不能别说行话！什么是大呼和细呼？

......

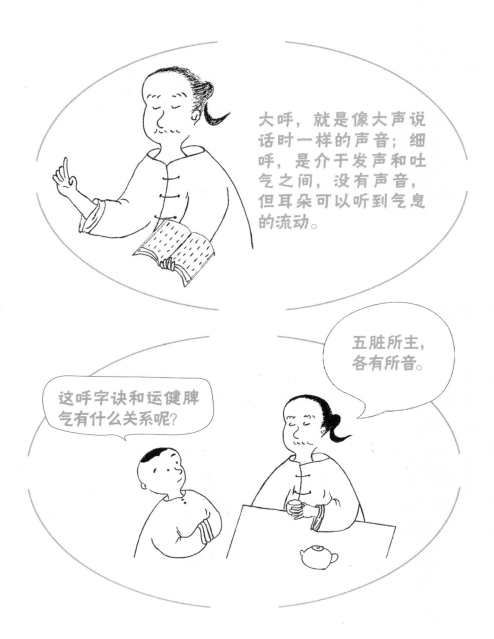

大呼，就是像大声说话时一样的声音；细呼，是介于发声和吐气之间，没有声音，但耳朵可以听到气息的流动。

五脏所主，各有所音。

这呼字诀和运健脾气有什么关系呢?

五脏，各有自己对应的声音。高兴的时候，会发出哈哈的声音；哭鼻子的时候，会呜呜地哽咽；挨师父骂的时候，会长吁短叹……这就是五脏主五音。反过来，不同的声音也可以影响不同的脏腑。

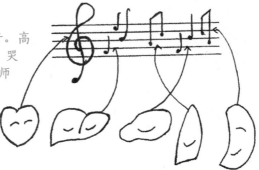

六字诀就是通过不同的气息声音，引动体内脏腑气机的升降、出入、开合等运动变化，进而达到养益脏腑的目的。呼音对应人体脾脏，脾主运化，在志为思。当发呼音吐气时，吐气为泄，可以使人体气机外开，排出脾脏之浊气，起到疏泄脾气、加强运化、调畅思虑的作用。

经典方剂

本节介绍阳春白雪糕。白茯苓（去皮）、怀山药、芡实、莲子肉（去皮、心）各4两，陈仓米3两，糯米2斤。将上述原料磨粉蒸至极熟，然后加入适量白砂糖搅拌均匀，制成长方形小饼，晾干食用。方中芡实又叫鸡头米，《神农本草经》将其列为上品，称芡实"补中，除暴疾，益精气，强志，令耳目聪明，久服轻身不饥，耐老神仙"。莲子在《神农本草经》中也被列为上品，称其能"补中养神，益气力，除百疾"。陈仓米即粳米中的陈久者，它和糯米都能补中益气。这个阳春白雪糕被誉为"王道之品"，最能补益脾气、益肾固元。

前抚脘腹

增强胃动力，十二段锦有妙招

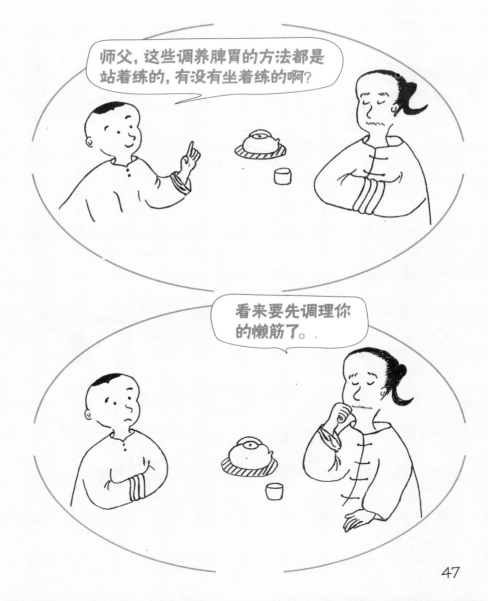

导引子

这年老时得的病，大多是年轻时做下的根，或贪吃不忌，或慵懒不勤，都会在体内堆积成疾。所以在修炼导引之前，要先懂得勤体、养慎的道理。

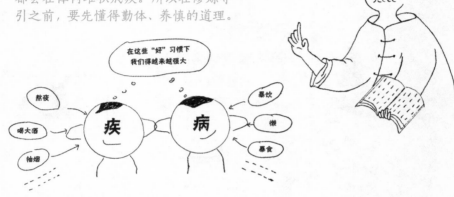

在这些"好"习惯下我们得越来越强大

熬夜
喝大酒
抽烟
疾

病
暴饮
懒
暴食

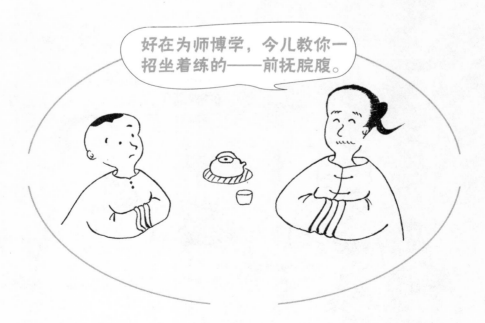

好在为师博学，今儿教你一招坐着练的——前抚脘腹。

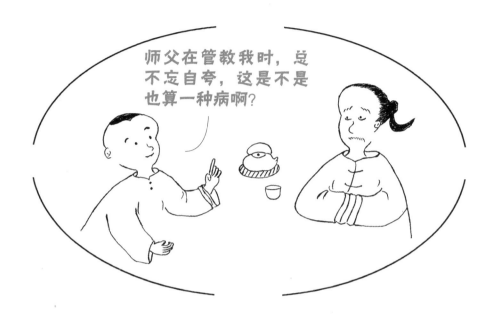

源流出处

前抚脘腹，源于十二段锦。十二段锦的前身是钟离八段锦法，最早是道家用来修身养性、延年益寿的一种方法。道家是养生的大实践家，主张活好当下，并总结了很多方法。十二段锦就是把按摩、导引、入静、存想等融为一体，是一套简便实用的坐式导引法。前抚脘腹是其中一式，通过按摩和吐纳，突出了对脾胃的调养。

跟着师父学导引

正身端坐，全身放松。两掌放在两乳下胁肋部，掌根用力，向胸腹中间摩运，然后，两掌在胃脘处相叠。

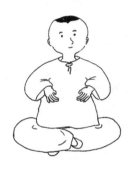

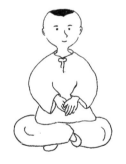

两掌相叠，指尖向下，在胃脘处向小腹摩运，到达脐下后，两掌向左右分开，向两侧摩运，掌根用力。

两掌在腹部两侧，沿两胁肋部向上摩运，再回到两乳下胁肋部，然后重复上面摩腹动作。

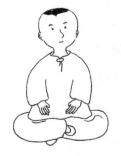

功夫秘诀

秘诀一 把握力道。摩运的劲力要掌握好，既不能太猛，也不能蜻蜓点水。这个劲儿有点像揉面时的感觉，力在掌根，柔和又有穿透力。摩运时的速度不宜快，缓慢为宜。

秘诀二 按摩是外劲，吐纳是内劲。按摩配合腹式呼吸效果更好，向下和向小腹两侧分掌时，缓缓呼气，小腹松沉；向上和沿两乳下摩运时，慢慢吸气。

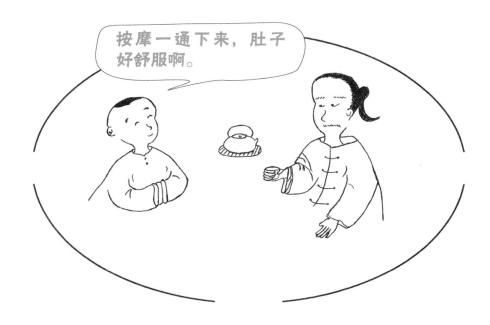

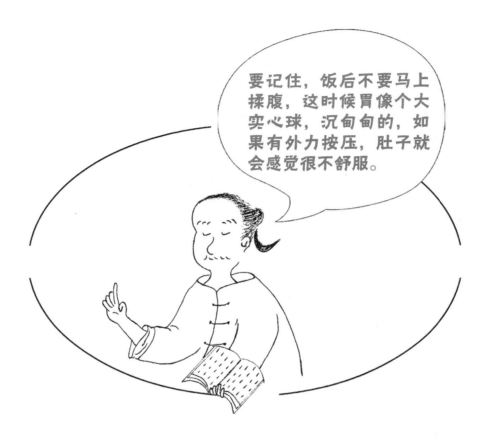

要记住，饭后不要马上揉腹，这时候胃像个大实心球，沉甸甸的，如果有外力按压，肚子就会感觉很不舒服。

做前抚脘腹时，手上按摩是外劲，腹式呼吸是内劲，这内外两劲合起来，就成了增强肠胃蠕动的动力。动力足了，便可以以动化瘀，去旧生新，和胃降逆，健脾润肠。通过对腹部的按摩，还可以促进肠胃自身的血液循环，让脏器本身得养。这个动作躺着也能做，是保健养生的方便法门。

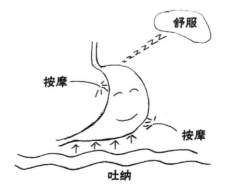

经典方剂

　　本节介绍轻身散，是用来减肥的，最适合气虚痰阻肥胖者。黄芪1斤，人参、茯苓、甘草、山茱萸、云母粉各1钱，生姜汁1升半。将黄芪锉碎，与生姜汁同煎，以姜汁完全浸入黄芪之中为度，然后将黄芪焙干，与其他原料一起研为细末。每次口服1钱，每日3次。肥胖，中医认为是痰湿停聚于体内而形成的一种症状，形成痰湿停聚的原因很多，以脾气虚弱不能运化水湿最为常见。方中的黄芪能补中益气、利水消肿，是减肥的常用药。姜汁可以健脾和中、消散痰气，与黄芪一起，可以增强其行水消肿的功能。茯苓利水渗湿，人参、甘草能补脾益气，山茱萸中所含的山茱萸苷能抑制食欲，整个方子就是一剂"荡谷气，延寿命"的良方。

导引子要去拜访老朋友吴先生，嘱咐甘草好好读书练功。

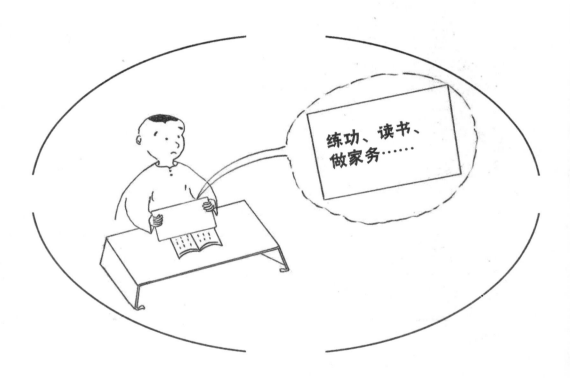

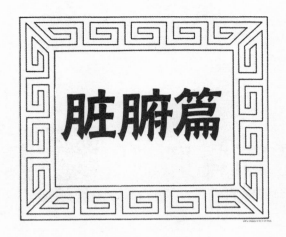

脏腑篇

第二章
强腰壮肾，解决难言之隐

　　吴先生家境殷实，又乐于助人，只不过近几年琐事缠身，感到体力不支，尤其是经常腰腿酸痛。他将导引子请过来，学习如何调理。

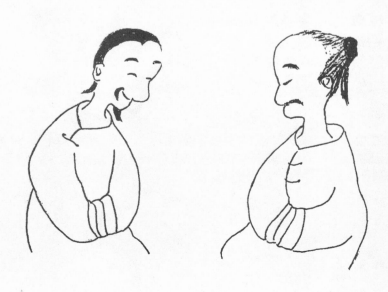

第一节 两手攀足固肾腰

固本培元，八段锦中寻良方

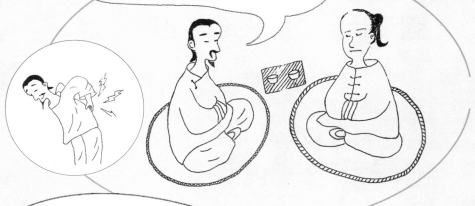

我近两年时常会感到腰腿酸痛，您有没有调理的方法？

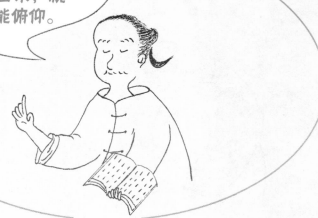

人到了一定年龄，或者房事过劳，肾精肝血都会减少，精血损耗会导致体内髓气枯竭，表现出来，就是腰部酸痛，不能俯仰。

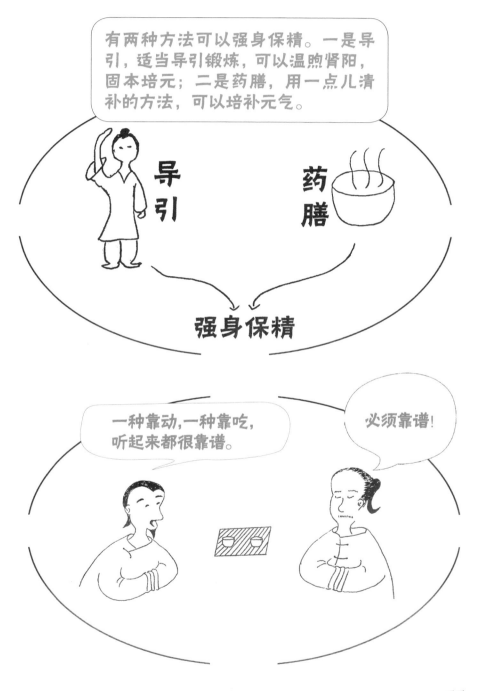

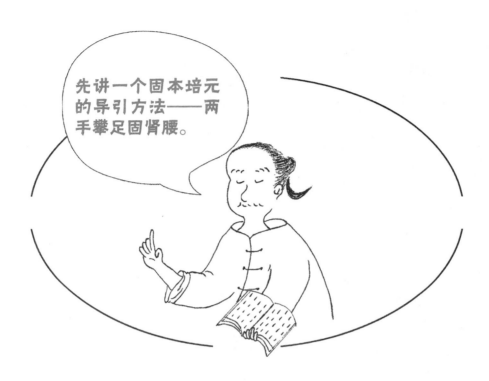

源流出处

两手攀足固肾腰，源于八段锦。八段锦对身体的保养作用，就像补品中的燕窝，温而不火，滋补有方。八段锦调理的重点在脏腑，通过导引脏腑的气机，使滞者变通、弱者变强，从而达到内壮的作用。

两手攀足固肾腰，就是专门强腰壮肾的。

跟着师父学导引

两脚开步自然站立，两臂向前上举起，直臂举到头上，尽量向上拉长身体，伸展腰身。

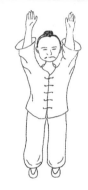

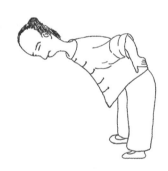

两手臂下落到胸前，两掌顺腋下，沿脊柱两侧向下摩运到臀部，随之上体前俯。

两掌继续沿腿后向下摩运，经两脚外侧置于脚面，抬头塌腰，两膝挺直，略停3秒，保持抻拉。

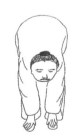

直臂向前上举起，以手臂带动腰身，上体慢慢直起，两腿要绷直，腰背充分拉伸。重复上述动作。

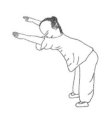

功夫秘诀

秘诀一 牵拉肾府温肾阳。腰为肾府，要经常运转，才能温煦肾阳。俯身攀足，就是要强腰壮肾。手到足背时要抬头，拉伸腰脊；向上起身时，腰脊逐渐加力，慢慢由弱变强。

秘诀二 势随气走定深浅。导引要配上吐纳的内劲，才能内外合一。这里有一段歌诀：势随气走定深浅，弯腰呼气攀腿足；展腰吸气意冲天，一呼一吸一周旋，随气而成要自然。

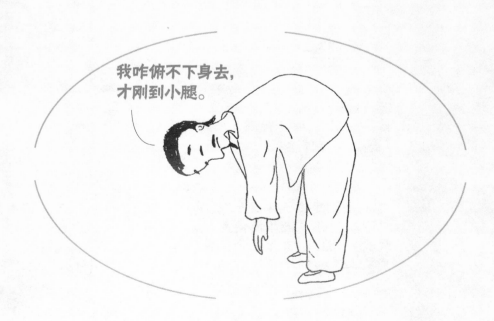

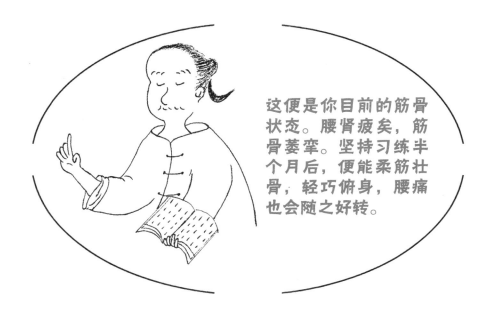

这便是你目前的筋骨状态。腰肾疲矣,筋骨萎挛。坚持习练半个月后,便能柔筋壮骨;轻巧俯身,腰痛也会随之好转。

肾位于腰部,为先天之本,藏精纳气,主骨生髓。俯身攀足时,通过大幅度的前屈后伸,可刺激督脉、膀胱经、命门、委中等经络和穴位,同时对肾脏也有很好的牵拉按摩作用,从而改善腰肾功能。当脊柱进行大幅度的前屈、拉伸时,还可以濡养肌肉和筋膜,缓解疼痛。

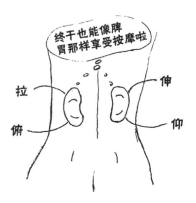

经典方剂

　　本节推荐一款羊肉芡实汤。羊肉和芡实都具有补虚益肾的特点，在古代医方和药膳中经常用到，是典型的药食同源代表。羊肉 250 克，芡实 50 克，大枣 5 枚（掰开）一起煮汤，加入适当的盐，喝汤、吃肉、吃芡实。经常吃羊肉芡实汤，有助于缓解肾虚、夜尿多的症状。芡实，又叫鸡头米，主要的功用是补脾止泻、固肾涩精，常用来固精缩尿。羊肉是药食同源的动物药，能够更深地补精血，温补肝肾，医方中多用其治疗肾虚造成的腰膝酸软、腹部冷痛等。加几颗大枣，更有助于健脾益气。汤中的盐要少加，因为盐也有固涩作用，而且口感也好。

青龙探爪

调达肝之郁气, 温养宜肾水之源

没错!

您教我养元保精的方法, 是从调理肾脏开始的。

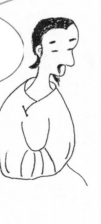

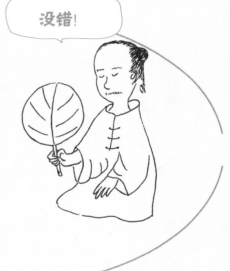

肾是人的先天之本, 如水之源。水源丰沛, 则万物生长, 这是自然的道理。在养护肾脏的同时, 调理肝脏, 可以起到事半功倍的作用。

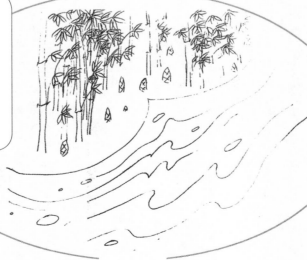

63

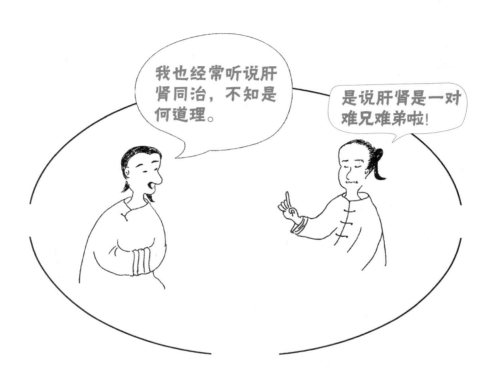

我也经常听说肝肾同治，不知是何道理。

是说肝肾是一对难兄难弟啦！

肝肾本同源，精血互通，养肾就是养肝，疏泄肝火就是泻肾火。今天就练习一招调达肝气的方法——青龙探爪。

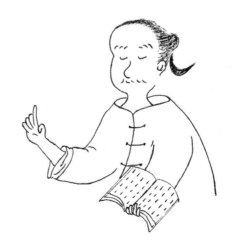

源流出处

　　青龙探爪，源于《易筋经》，相传是达摩师祖所创。易，说的是变化；筋，泛指筋骨皮肉。《易筋经》有易气、易血、易筋、易骨的作用，它可以使挛者变舒、弱者变强。青龙探爪是《易筋经》十二式之一，通过两胁及腰部的导引，起到调达肝之气血、温养肾水的作用。

跟着师父学导引

　　清代来章氏本《易筋经》中青龙探爪的记载：肩背用力，平掌探出。至地围收，两目注平。

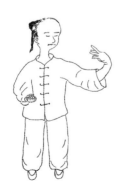

自然站立，两手握固在腰间，然后左拳经掌变龙爪，向左侧伸展，经体前，向身体右侧探出，拧腰探臂。

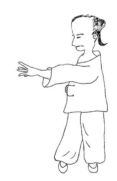

随着探爪，渐渐怒目圆睁，拧腰探臂到极限后，左爪再变掌，收在右肩前，然后身体右前屈，掌心下按至右脚外侧。

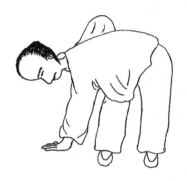

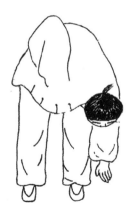

紧接着，在俯身状态下，由右向左转动躯干，并带动左手从右向左划弧，到达左脚外侧，俯身过膝。

最后，手掌旋握成握固，上体慢慢抬起，右拳随上体抬起收于腰间，息调心谧。再做另一侧。

功夫秘诀

秘诀一 引肋怒目。当左手臂向右探爪时，要向右拧腰顺肩，拉长探臂的距离，通过拧腰，引开两胁肋部；与此同时，两眼怒目圆睁，缓缓呼气，感觉呼尽体内浊气。

秘诀二 转动带脉。下按转腰划弧时，肩、腰、背要协调一致，腰脊充分放松，轻轻转动，仿佛解开巡行在腰间的带脉。以转腰带动手臂，动作自然协调，一气呵成。

　　这个动作做起来，从转腰到旋腰，一气呵成，腰如水磨一般，流畅自如。

　　青龙探爪的做法很巧妙，通过身体的左右拧转、俯身转腰，调节的是两胁肋部和后腰背。两胁属肝，肝又主筋，开窍于目，通过转身、左右探爪、怒目圆睁可使两胁交替松紧开合，达到疏泄肝气、滋养肝血的作用。通过大幅度的前屈转动，可调节命门、委中、肾经等经穴。肝藏血，肾藏精，精和血是母子相生的关系。肝肾本同源，一个巧妙的导引动作，起到了调达肝之气血、温养肾水的作用。

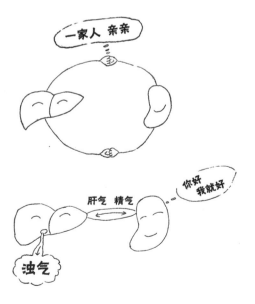

经典方剂

　　本节介绍一款非常讲究时令的补粥——鲜韭粥。取鲜韭菜60克，洗净切碎待用。用粳米熬粥，粥快熟时，加入少许盐，放入鲜韭菜，随即起锅，趁热食用。这款鲜韭粥具有补肝肾、暖腰膝、固精、暖胃的作用。鲜韭粥最适合的季节是春天，经过一冬的储蓄，刚刚萌发的春韭阳气最足，尤其是绿韭红根时，效果最好。到了夏天，韭菜壮阳的效果就差了，味道也不好。俗话说，六月韭，驴不闻。过了时令，韭菜就像野草一蓬了。

三盘落地

提升性福感,专门解决盆底问题的妙方

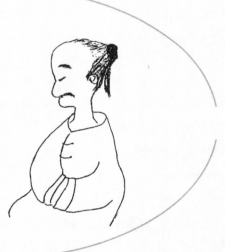

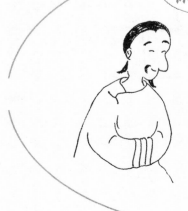

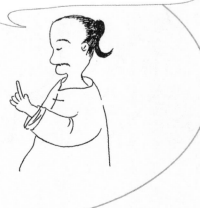

没什么可难为情的，在古代，性爱是被当作一门学问来研究的。

古人认为，性，从心从生，是一种由心迸发的能量，是高度的身心合一。人的身体好不好，从这方面也能看出一二。

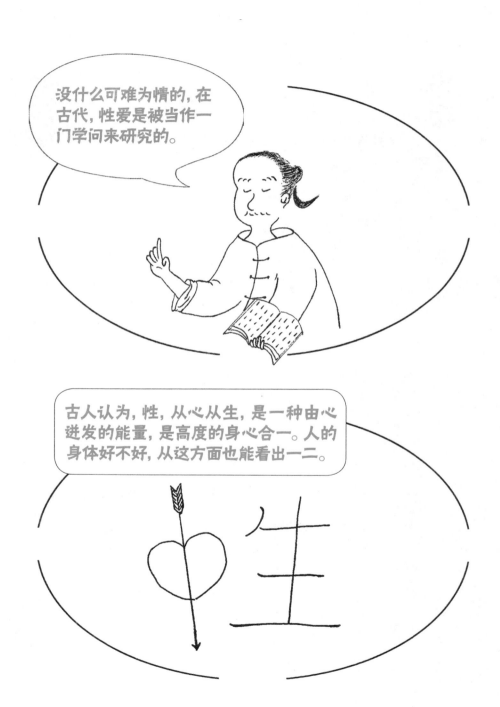

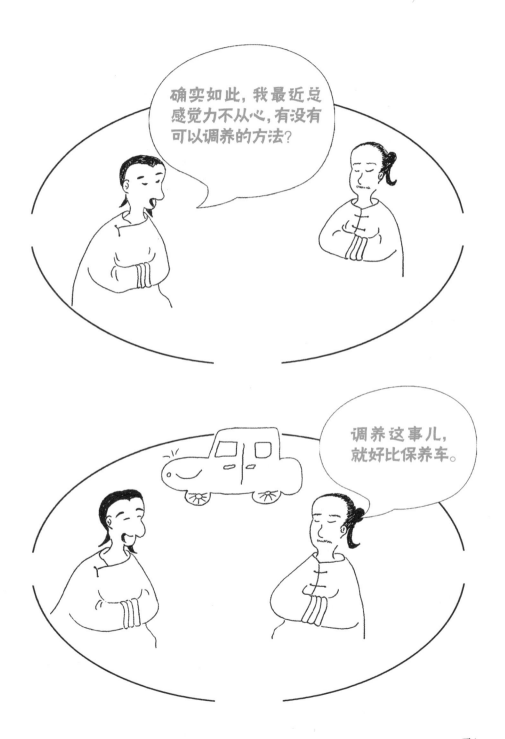

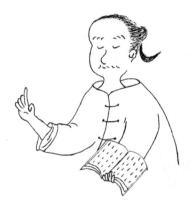

一是要懂得爱惜，不要过度磨损；二是要会保养零部件，让它们常用常新。保养得好，开几十年没问题；要是落在一个"二把刀"手里，几年车就废了。养人和养车是一个道理，今天就学一招补益二阴的方法——三盘落地。

源流出处

三盘落地，源于《易筋经》。《易筋经》就像一剂导引良药，功力如药力，可以达到深层的经脉细络。人体平时大的血管经脉都是通畅的，而细微的地方容易阻塞，不通则痛，日久则成病。《易筋经》通过特殊的方法来调养这些细微难通之处。二阴之处更加隐蔽深入，针灸、按摩等方法用起来很不方便，药物也难进入，三盘落地却能内壮其功能。

跟着师父学导引

清代来章氏本《易筋经》中三盘落地的记载：目注牙齿，舌抵上腭。睛瞪口裂，两腿分跪。两手用力抓地，反掌托起，如托千斤，两腿收直。

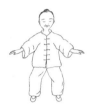

自然站立，左脚向左开半步，两脚距离宽于肩。接下来，慢慢屈膝微蹲，两掌如按水中浮球，下按至胯旁。

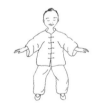

下蹲的同时，配合呼吸，以气助力，慢慢呼气，口微张，像发"嗨"音一样，只吐气不发声。

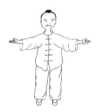

接下来，缓缓起身直立，同时，掌心向上，肘微屈，上托至侧平举，两掌如托千斤重物。

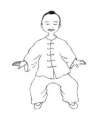

重复上述动作，下蹲时一次比一次低，幅度依次加大，直至全蹲，重复数次。

功夫秘诀

秘诀一 劲力在会阴之间。下蹲时，要松腰敛臀，同时立腰竖脊；起身时，不要撅臀，骨盆底端和大腿用力。这样，一起一落之间，力达会阴，松紧有度。

秘诀二 体内气机升降有度。下蹲吐气时，气息绵长，腹部松沉，骨盆也放松；起身直立时，慢慢吸气，小腹微微内收，会阴也微微上提，体内气机随吐纳升降有度。

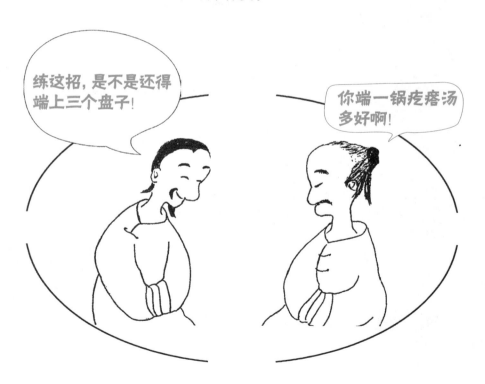

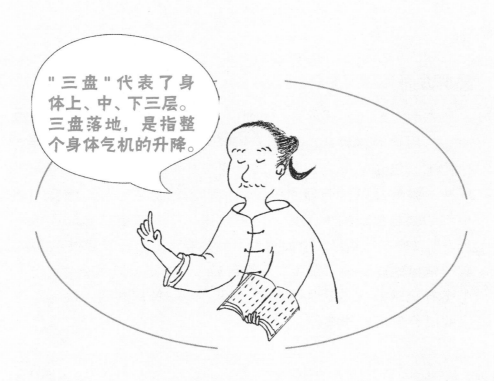

"三盘"代表了身体上、中、下三层。三盘落地，是指整个身体气机的升降。

小腹内有个像盆一样的腔，是二阴的根部所在。盆腔底部的肌肉筋膜像个大网兜，托拽起二阴两器。引体下蹲配合吐纳时，对盆腔肌肉筋膜是一种张力刺激，尤其对生殖系统是一种按摩，可以通其气血，壮其根本，是提升性福感，解决盆底肌无力、盆底松弛、尿失禁等问题的妙方。

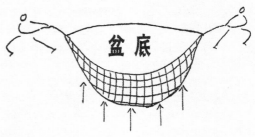

经典方剂

　　本节介绍杜仲蒸羊肾。取杜仲末 20 克，羊肾 1 枚。羊肾洗净后，用黄酒、青盐、葱姜、花椒腌制半天，然后切碎，拌入杜仲末，包在荷叶内，蒸熟后食用。杜仲味甘、性温，有补益肝肾、强筋壮骨、调理冲任、固精安胎的功效，可治疗肾阳虚引起的腰腿痛或酸软无力，阴囊湿痒，或肝气虚引起的胞胎不固，在《神农本草经》中被列为上品。羊肾是治肾虚劳损、消渴、脚气常用的药引子，在《本草纲目》《名医别录》《千金翼方》中多有记载。这道杜仲蒸羊肾可在立冬后每周食用 1 次，对男女的温补作用都非常好。

背摩精门

十二段锦中的温养肾精法

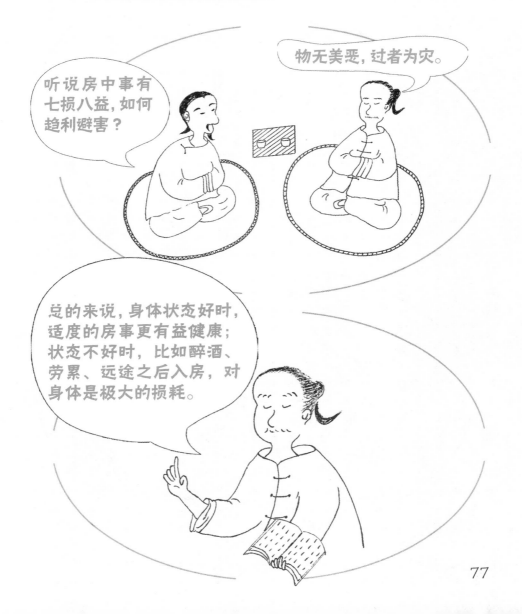

物无美恶，过者为灾。

听说房中事有七损八益，如何趋利避害？

总的来说，身体状态好时，适度的房事更有益健康；状态不好时，比如醉酒、劳累、远途之后入房，对身体是极大的损耗。

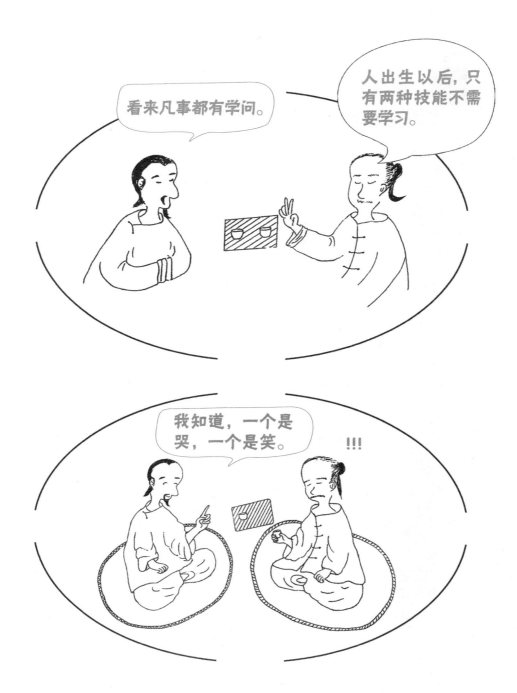

这两种技能一是呼吸，二是吃饭，除此之外，其他都要经过后天的学习和实践，才能游刃有余。导引也是需要不断磨炼的功夫。天下学问，就是把最细致的事做到最精致，这也是导引养生的道理。

今天就介绍一种温养肾精的方法——背摩精门。

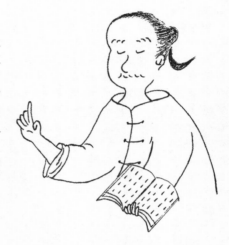

源流出处

背摩精门，源于十二段锦。十二段锦最早是道家修炼的辅助方法。道家在养生方面，是怀有豪情壮志的实践者，他们力求活好当下，留下了很多"泥沙并存的金矿"。在炼外丹屡遭碰壁后，又转入内丹修行，希望人能够长生久视。其中很多小方法经过历代传承，对祛病保健有很不错的效果，背摩精门就是温养肾精、强腰壮肾的方便法门。

跟着师父学导引

自然盘坐在床上，先将两手搓热，隔着一层薄薄的衣衫，将温热的手掌贴住后腰，做连续的上下摩擦动作。

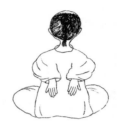

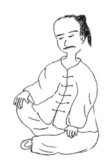

摩擦的力度和速度要适中，用全掌心摩擦后腰，直到腰部发热，然后将自然盘坐的两腿伸开，膝盖微微弯曲。

接下来，将温热的双手放在膝盖后面的腘窝，快速摩擦腘窝，刺激腘窝内的委中穴。

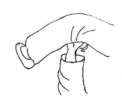

腘窝发热后，两手握拳，用拳背有节奏地叩击委中穴，连续几十次，这样，从上到下，整个背摩精门就做完了。

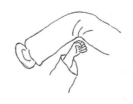

功夫秘诀

秘诀一 如钻木取火。摩擦后腰时，先快节奏、小面积摩擦，后腰很快就会温热；然后，加大摩擦的范围，速度稍缓，力度稍稍加大，让热度传遍整个腰部。

秘诀二 腰背委中求。委中穴是膀胱经上强腰壮肾的要穴，摩擦腘窝时，两手从两腿的内侧或外侧抚按腘窝，横向用力，来回摩擦，直至温热。

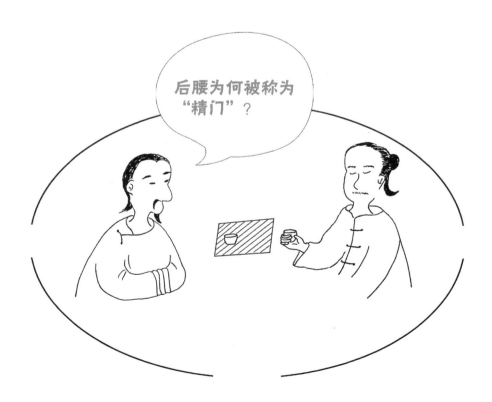

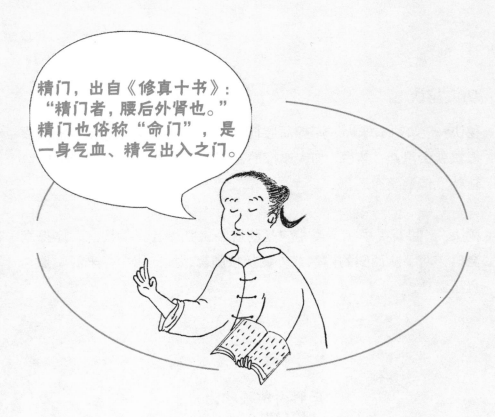

精门，出自《修真十书》："精门者，腰后外肾也。"精门也俗称"命门"，是一身气血、精气出入之门。

摩精门时，有点像钻木取火，依据摩擦生热的原理，将摩擦的动能变为热能。肾喜温阳之气，通过摩擦腰部肾俞和腰眼，可温通经络、补肾益气、温补肾精。治疗腰背上的疾病，要在委中穴上下功夫，擦热委中穴，可起到事半功倍的腰部保健作用。

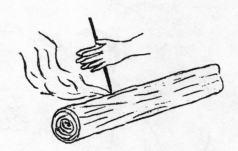

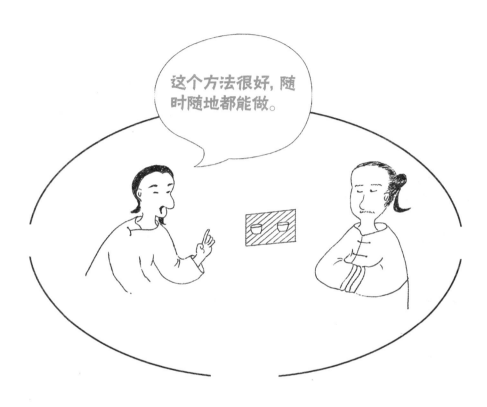

大道至简，越是好东西，就越简单。做背摩精门后，要适当喝一些温开水，以辅助气血循环，排出代谢废物，另外要注意防风保暖。

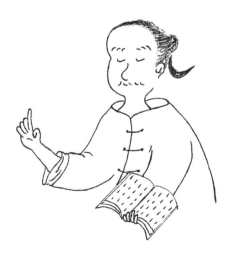

经典方剂

　　本节介绍一款好吃的猪肚炖黑豆，能补虚治劳，治肾虚腰痛、夜尿频数。黑豆适量，置猪小肚内炖服。黑豆是药食同源的食材，入的是肾经，能治水、消胀、下气，治风热而活血解毒，医书中常用它来祛虚劳、解消渴、养血平肝、补肾滋阴。李时珍曾在《本草纲目》中讲述了一个叫李守愚的人，他有个习惯，每天早上吃一小把黑豆，到老了依然身强力壮。

撮谷道

益寿延年不老春的古代房中术

听说古代有些金石补丸，会让人气力大增。

大力丸！

还会让人挂得更快！

这类药丸类似现代的激素，就像窃贼，盗取的是身体中的精华，让人看起来生龙活虎，但身体里面亏空得越来越厉害，很快就会衰弱下去。

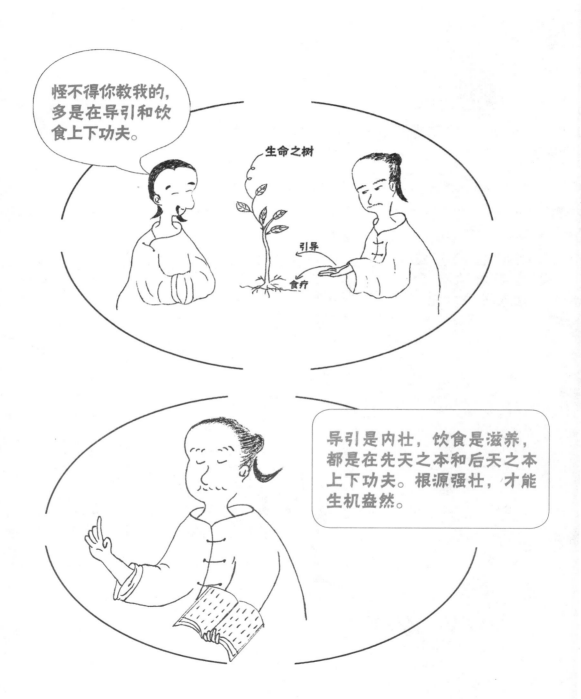

86

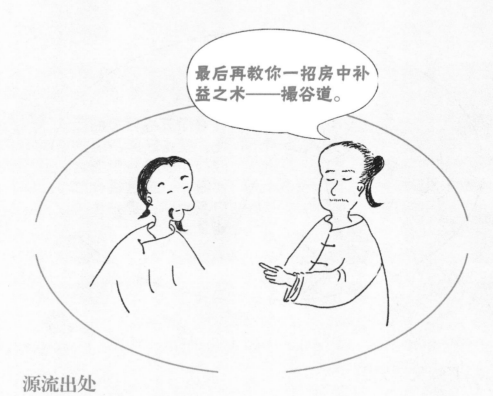

源流出处

撮谷道，源于房中之术，是个"益寿延年不老春"的古法，备受历代医家、养生家推崇。

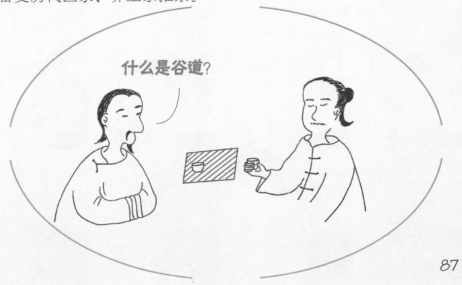

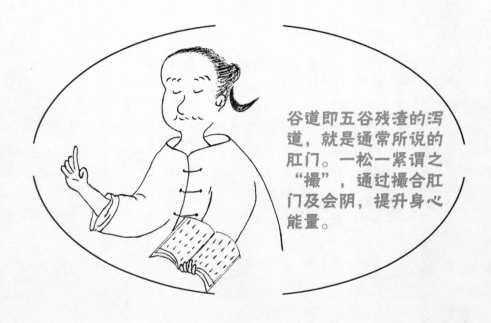

谷道即五谷残渣的泻道，就是通常所说的肛门。一松一紧谓之"撮"，通过撮合肛门及会阴，提升身心能量。

跟着师父学导引

苏轼在《仇池笔记》中记载了撮谷道的方法"重足坐，闭目，握固，缩谷道，摇飏两足，如气毬状，气极即休，气平復为之。"

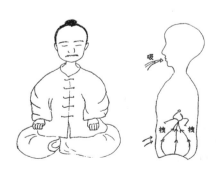

盘足而坐，闭目养神，两手握拳，然后慢慢深吸一口气，感觉把肛门及会阴缩回肚子里一样。

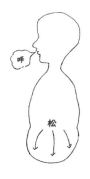

接下来再慢慢呼气，呼气的同时放松肛门和会阴。就这样一松一紧，反复撮合谷道。

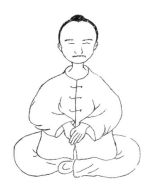

这种把撮谷道与呼吸配合起来的方法又叫"提肛呼吸"，呼吸深度大，动用了腹肌和盆底肌群。

做几十次撮谷道，然后平息静气，两掌抚于脐下小腹，轻揉片刻，闭目养神。

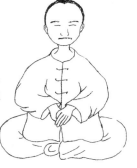

89

功夫秘诀

秘诀一 巧用吐纳。撮谷道配合提肛呼吸时，要注意呼气的时间长于吸气，缓缓呼尽体内浊气，这时候副交感神经的作用就会加强，身心进入一种松弛状态。

秘诀二 善用内劲。一松一紧谓之"撮"，紧的时候，盆腔里面使劲，像是把会阴部缩回小腹一样；松的时候，小腹松沉，如卸重负一般。

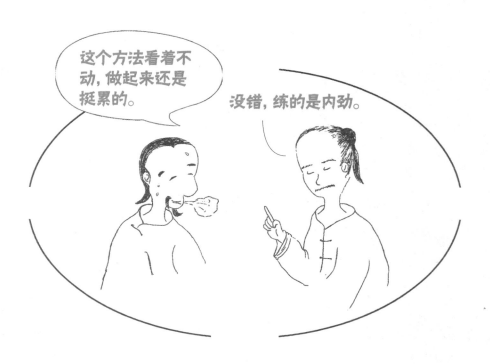

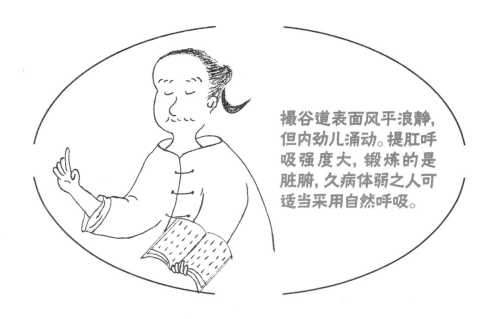

撮谷道表面风平浪静，但内劲儿涌动。提肛呼吸强度大，锻炼的是脏腑，久病体弱之人可适当采用自然呼吸。

　　撮谷道时，刺激的是会阴穴和盆底肌群。会阴穴是人体的要穴，也是一源三歧的要道，任、督、冲三脉，皆起于胞中，出于此。经常保健会阴，可以疏通体内脉结，促进阴阳之气的萌发。但是会阴穴很隐蔽，在肛门和生殖器中间的凹陷处，平时很难保健到。撮谷道，刚好对会阴形成一松一紧的刺激。与此同时，盆底肌群的收缩对子宫脱垂、前列腺炎、尿失禁都有不错的保健效果。

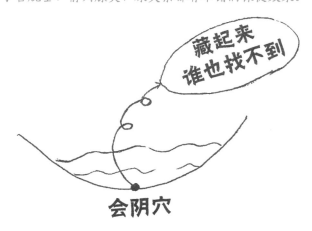

藏起来
谁也找不到

会阴穴

经典方剂

　　本节介绍《太平圣惠方》中的磁石肾羹，这款羹适合肾虚耳鸣者。取磁石2两，猪肾1枚，粳米2两，葱姜少许。先将磁石捣成小块儿，白布包裹，于砂锅内煎煮1小时，滤汁去渣，以磁石煎液代水，入猪肾（去筋膜，洗净，切碎）、粳米、葱姜同煮，快熟时，加少许盐，起锅后趁热食用。磁石又称玄石，为氧化物类磁铁矿的矿石。磁石入药，历时悠久，历代医家都认为磁石性平、味甘、无毒，具有益肾纳气的功能，李时珍称它能"明目聪耳"；猪肾具有"理肾气，通膀胱"的作用；粳米能够兼补脾胃。因肾虚引起的耳鸣眼花、腰腿酸痛等症，都可以用这款羹。磁石应选黑色、有光泽、吸铁能力强的，即中医所说的"活磁石"。

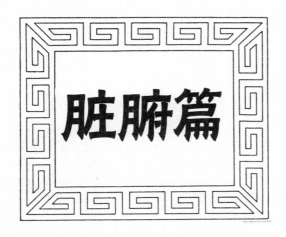

脏腑篇

第三章
清肠排毒，一身轻松

　　师父出门归来，甘草很是高兴，不仅可以告别饥一顿、饱一顿的日子，还有吴先生送的好吃的糕点。

　　接下来，导引子要教甘草调理三焦、清肠排毒的方法。

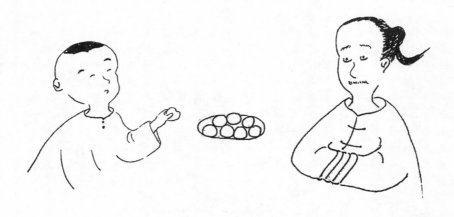

第一节 龙登

《马王堆导引图》中的畅通三焦法

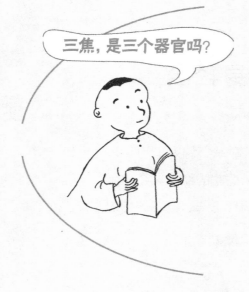

三焦，是三个器官吗?

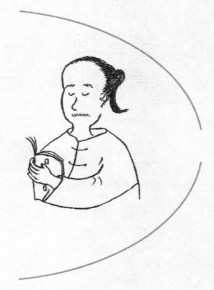

　　三焦是六腑之一，无形无状，主管五脏六腑的水道运化，就像朝廷中主管水利的官员一样，三焦畅通，人基本上便是康健之体。

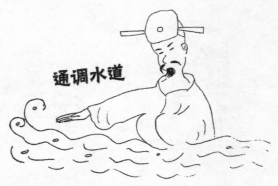

通调水道

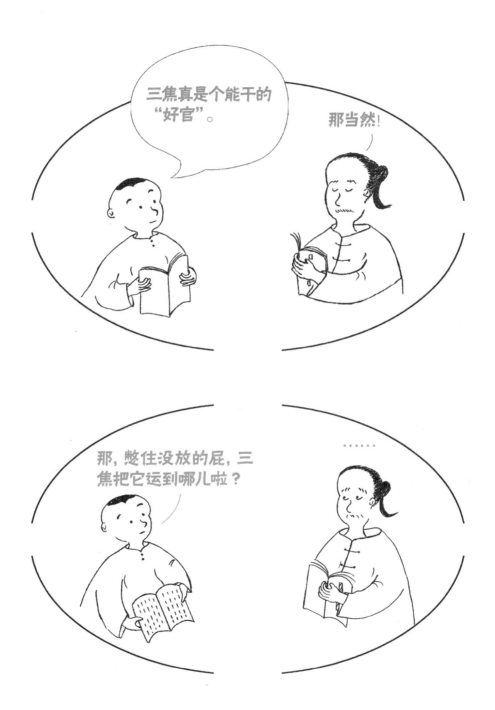

95

憋住没放的屁当然不会练气化精，也不会自行消失，它总要找个出口出来。既然下行通路被封，那就逆行而上，通过血液循环，经肝到达肺，然后……你知道从哪儿出来了吧？如果刚好有的朋友有口臭，可能不是刷牙的问题，而是憋屁的功夫！好啦，屁的问题就阐述到这。今儿就给大家介绍一招畅通三焦的方法——龙登。

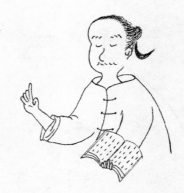

源流出处

龙登，源于《马王堆导引图》。这幅图可是导引术中的鼻祖之作，它成图于西汉时期，是一幅绘在丝织锦帛之上的工笔彩画。那个时候，导引术在王侯将相中流行，生前用来祛病强身，死后作为陪葬之品。导引图上有44幅不同姿势的导引人物，描绘了壮力导引、行气导引、祛病导引等不同的方法，其中的龙登，通过上导下宣，用来畅通三焦。

跟着师父学导引

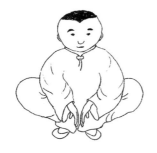

两脚开立，屈膝下蹲，含胸低头，两手背轻贴，自然垂于体前，指尖向下。

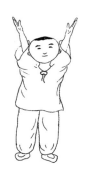

然后慢慢直立，两手提至胸前时分掌，指尖朝上，并向头上举起，展臂抬头，拔长身体。

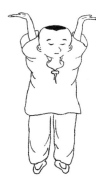

紧接着，两手腕外展下压，指尖朝外，同时，脚跟缓缓提起，眼睛看前方，略停2秒。

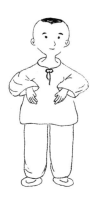

脚跟落地，两掌内合下落，放在两胁旁，用掌根按揉大包穴3次，然后再下蹲，手臂自然垂落，再重复上述动作。

功夫秘诀

秘诀一 引畅三焦。三焦贯穿胸腹，要畅通它，首先得把它捋顺了。做龙登时，提踵的同时，举臂压腕，整个身体从头到脚充分拔长，引畅三焦通道。

秘诀二 按揉大包。大包穴是脾经的大络穴，是募集输布气血的要穴，也是强心要穴，它的主要作用是宽胸益脾、宣肺理气。从乳头画一横线到胁肋部，正对腋下的地方就是大包穴。

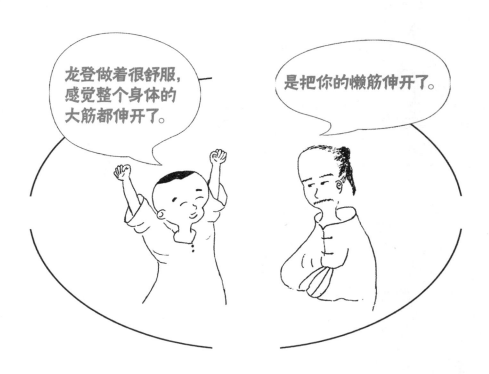

三焦就好比人体的河道，起营养、运化、疏泄作用，要是哪块河道淤堵了，就很容易发生腐变、肿痛。调理三焦的关键，是使气血得养，畅通无阻。做龙登时，通过展体、提踵、压腕这些很巧妙的导引方法，整个身体在下蹲团紧后，再向上节节伸展，同时配合按揉大包穴，促使经脉张弛有度，气血周流，畅通三焦通路。

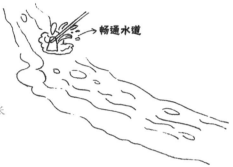

畅通水道

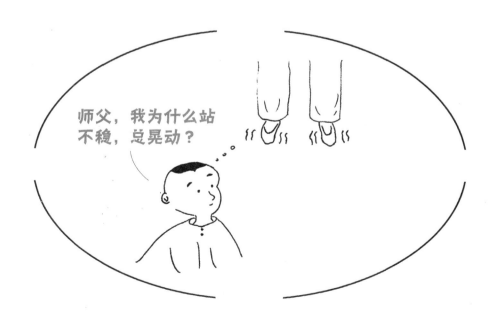

师父，我为什么站不稳，总晃动？

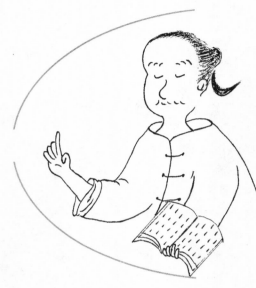

脚下无根，功夫不深。
这需要像磨铁杵一样，
天天练习，才能像为
师一样，岿然不动。

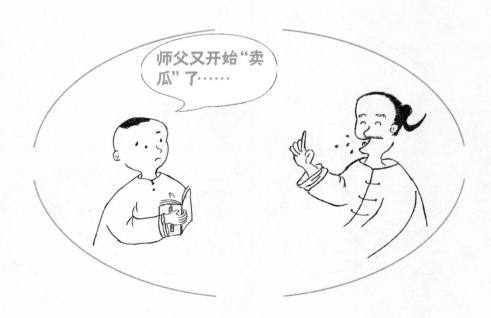

师父又开始"卖
瓜"了……

经典方剂

本节介绍油泼菠菜，是一款利肠胃、通大便的经典小菜肴。菠菜1斤，洗净切成段，芝麻油（香油）烧热，放入菠菜快速翻炒，加少许盐，出锅即食。菠菜是解毒通便的首选。《本草求真》中记载："菠薐，何书皆言能利肠胃。盖因滑则通窍，菠薐质滑而利，凡人久病大便不通，及痔漏关塞之人，咸宜用之。"宋代名医张从正有次遇一老者，脏腑涩滞，常常几天不解大便，每到想解便时，便头晕目眩、眼冒金星，大便干燥得如弹子，渐渐的，饭也吃得少了。张从正让他吃油泼菠菜，老人每天都吃，自此大小便通畅，饮食恢复正常，神清气爽。凡毒与热，多先由胃而始及肠，菠菜既滑且冷，味又甘，故能入胃清解，使其热与毒从肠胃而出，麻油炒之，更利宽肠。

第二节 引腹

大舞中的导引下焦，清肠排毒法

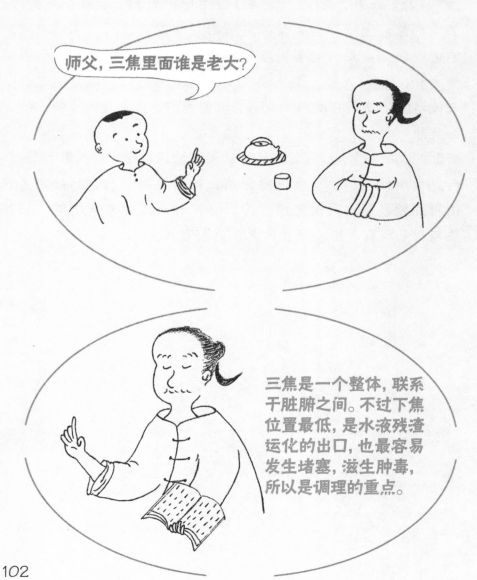

师父，三焦里面谁是老大？

三焦是一个整体，联系于脏腑之间。不过下焦位置最低，是水液残渣运化的出口，也最容易发生堵塞，滋生肿毒，所以是调理的重点。

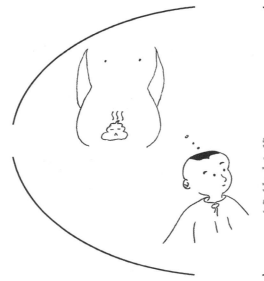

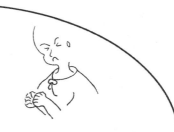

我知道了，大便就在三焦下面。我要是一天没有大便，就会感觉胀胀的。

　　两便是三焦排毒的重要出口，尤其是大便。可别小觑这一小团便便，有多少人因不能顺利如厕而苦恼啊。今天来学一招导引下焦、清肠排毒的方法——引腹。

源流出处

　　引腹，源于大舞中的导引动作。远古时期的舞，大多是用作祈祷平安和健康的。据《路史》记载，阴康氏之时，水渎不疏……人既郁于内，膝理滞著而多重腿，教人引舞以利道之，是谓大舞。那时候的"舞"，是导引术的前身，也是治病的良方，可以通利关节、宣导郁瘀。引腹，就是通过引动腰腹，进而达到畅通下焦的作用。

跟着师父学导引

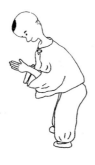

　　开步站立，两手合掌于胸前，指尖向上，低头含胸，两膝微屈，臀部往前收，两掌顺势向前摆；然后抬头挺胸，臀部向后翘，两掌向后摆。

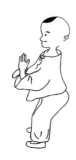

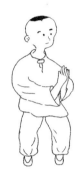

接下来，向左顶髋，同时向左推掌，再向右顶髋，顺势向右推掌。髋部进行前、后、左、右四个方位的引动。

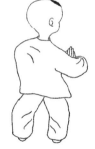

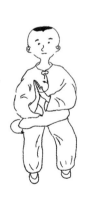

动作不停，髋关节从右侧开始，逆时针转一圈，再顺时针转一圈；髋部转动时，两掌在胸前，以手腕为轴顺势摆动，方向一致。重复上述动作。

功夫秘诀

秘诀一 摆臀引腹。引腹，外形优美，内劲绵绵。摆臀旋转时，要缓慢柔和，外形摆动的是臀，内在引动的是腹，从胃脘到小腹，进行了缓慢的牵拉按摩。

秘诀二 下盘稳固。做引腹时，注意身体重心的平稳，引腹摆臀时，重心不要跟着左右晃动，两膝微屈固定下盘，只引动腰胯，重心中正。

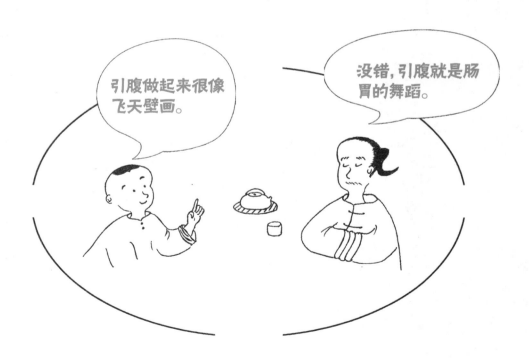

通过髋的摆动和旋转，带动胃脘到小腹，进行了大幅度的收展屈伸，位于中焦和下焦内的脏器得以牵拉按摩。与此同时，这种有规律的引动，促进了肝、胆、脾、胃、肠等的蠕动，纳精排浊的能力增强，进而促进水谷的运化和糟粕的排出。

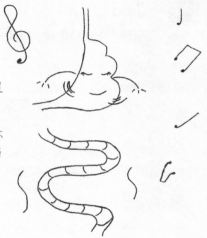

引腹最好在早晨做。起床后，先喝1杯温开水，然后慢慢引动腹部。早上大肠经当令，空腹饮水，几分钟便可达到肠道，肠胃的蠕动加上水液的浸润，不仅有助于排便，还有助于体内毒素的排出。

经典方剂

本节介绍元参粥。取元参 15 克，粳米 100 克，蜂蜜适量，把元参洗净，放入锅中，加清水，煎取汁，再加粳米煮粥，待熟时加入蜂蜜，每天 1 剂。元参又叫黑参，性微寒，味苦咸，具有清热凉血、泻火解毒、软坚散结的作用。《温病条辨》中有一款增液汤，就是以元参、麦冬、生地三味药合方，主治由津液不足、热结液干导致的便秘，其汤剂起到了"水增则船行通畅"的效果。元参粥做起来方便，它融合了元参和粳米的作用，不仅可以调理热结便秘者，还可以健脾滋肾，养阴益气。

第三节 摇头摆尾去心火

运转大椎尾闾，祛心烦火热之毒

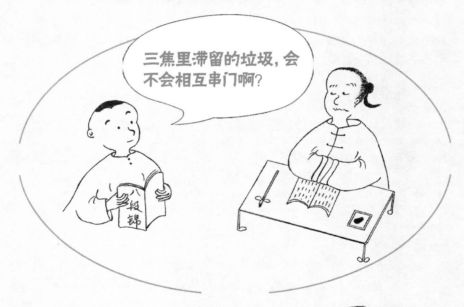

三焦里滞留的垃圾，会不会相互串门啊?

三焦联系五脏六腑，它们之间也是相通的，下焦的肿毒可以上犯，成为心烦火热之毒；上焦之火，也可以影响中焦和下焦的功能。

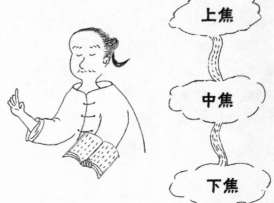

上焦

中焦

下焦

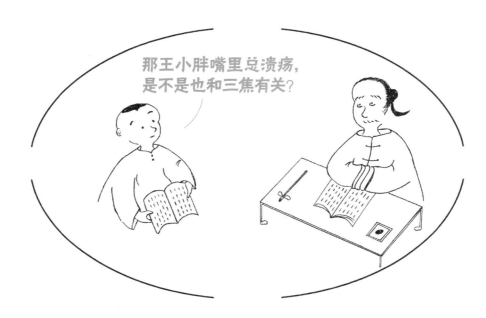

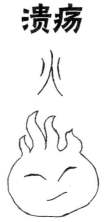

口腔溃疡多是上焦和中焦积热造成的,就是胸腹有一团火,往上走,到口腔时,停下了,如果积热不除,这团小火就会反复烧。

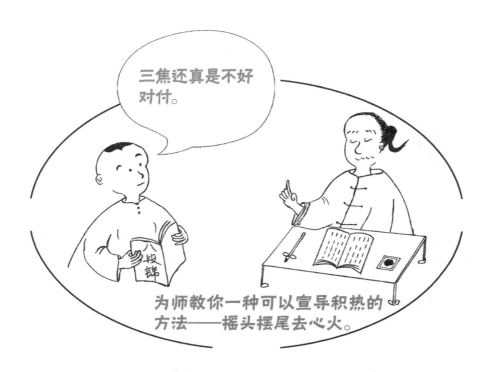

源流出处

摇头摆尾去心火，源于八段锦。八段锦的每一式都是"标题党"，从单式名称上，你就能看出这一式怎么做，对身体有什么好处。摇头摆尾去心火，最早叫"鳝鱼摆尾通心气"，鳝鱼善游，身如九曲之径，这一式通过头和尾的摇转，导引大椎和尾闾，从而起到祛除火热之毒的作用。

跟着师父学导引

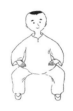

两腿屈膝半蹲成马步，马步的高低因人而异，两掌扶于膝盖上方，肩臂放松，上体中正。

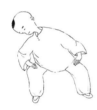

然后，上体向右俯身，在俯身状态下，上体由右旋到左，髋关节稍稍右倾，准备后面的摇头摆尾。

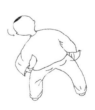

紧接着，以尾间（退化的尾骨）当笔，从右往前，再向左、向后画了一圈；同时头由左向后自转一周，头尾相对摆动。

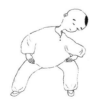

最后，尾间尖向下，收髋敛臀，马步微蹲，立身中正，再向左侧重复上面动作。

功夫秘诀

秘诀一 头尾各自转。摇头摆尾时,头和尾像两个轴似的,向着相反的方向摇转,尾闾向前转时,头刚好向后抬起。刚开始时,摇头摆尾可以分开做,熟练后再合在一起做。

秘诀二 尾闾像毛笔。退化的尾骨就像一支毛笔,运笔幅度要大,腰胯松下来,画一个大大的圆。同时充分放松头颈部,柔和缓慢地摇头,感觉颈部像断了一样。

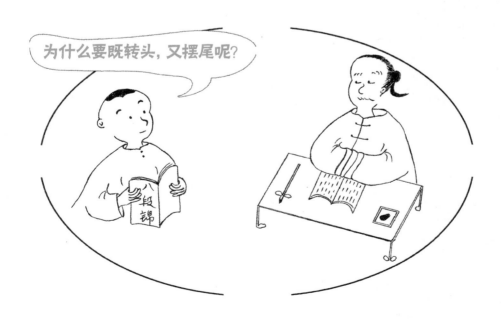

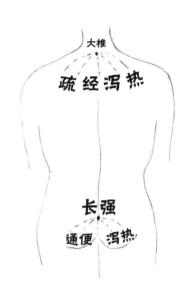

摇头摆尾是为了疏导两个关键的地方，一个是大椎穴，一个是长强穴。大椎穴位于颈后最高点，被称为"诸阳之会"，该穴内阳气充足，满盛如锥，通过摇头刺激大椎穴，可以疏经泻热。长强穴也叫尾闾穴，位于尾骨端和肛门之间，是纯阳初始的地方，刺激长强穴有通便、泻热的作用。这一摇一摆，便起到了导上宣下、祛火热之毒的效果。

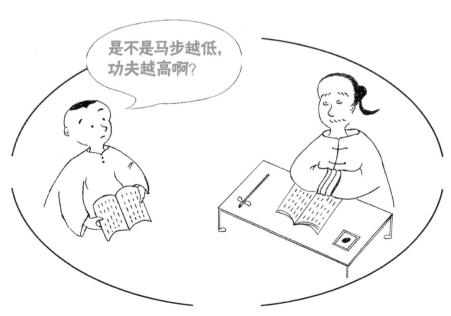

功夫的高低与马步无关。蹲马步时，不要练成死马，塌腰翘臀，腰腹紧张僵硬便是死马。蹲马步的时候要注意松腰敛臀，两腿半蹲即可，这时候腰腹部是松弛畅通的，才能更好地气遍周身。

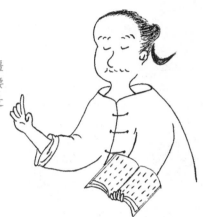

经典方剂

本节介绍乌梅麦冬茶，本方对胃火炽盛、口苦口臭、大便秘结者有不错的效果。麦冬 100 克，乌梅 30 克，洗净，乌梅用刀划开后，与麦冬一同放入锅中，加水同煮，大火煮开后，转小火熬煮，至熟烂后代茶饮，可依个人口味适当添加蜂蜜。麦冬味甘，性微寒，有养阴润燥的功效；乌梅味酸，性平，具有敛肺涩肠的作用。二者为剂，利用了中医"酸甘化阴"之说。乌梅的酸味和麦冬的甘味配合在一起，可以转化成阴液，阴液足则口干自消。同时水增则船行，也有助于缓解大便干燥。

摩腹

延年九转法中的排便法

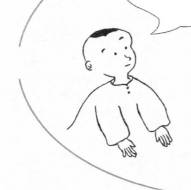

说来说去，三焦就像河道，得保持通畅才行。

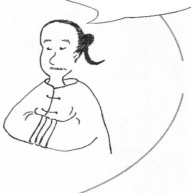

瓜娃子还算有点灵气！

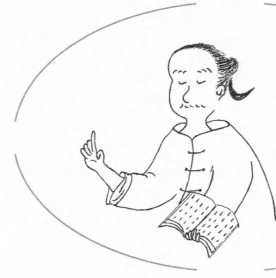

人体是一个非常精准的系统，一进一出得平衡，进得多，出得少，就容易滋生火热腐毒。

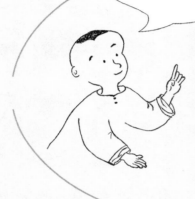

可是当我看到好吃的,就只想着进了,没想到出的事。

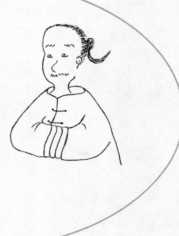

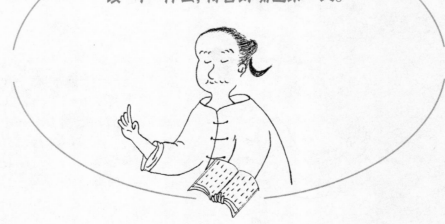

好多时候,我们不是该补什么,而是该"不"什么,得管好嘴巴第一关。

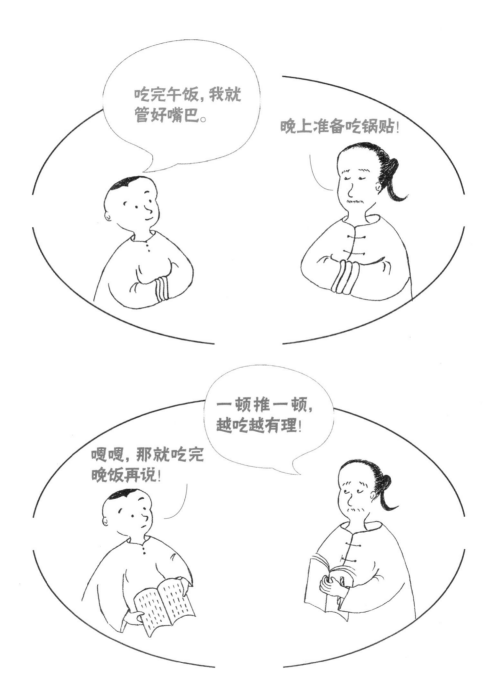

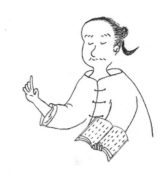

有时候身体出现了一些小疾病，也不完全是坏事，它是在以病痛的方式提醒你：主人，我受不了啦，少吃点吧。今儿再教一招清肠排毒的方法——摩腹法。

源流出处

摩腹，源于延年九转法。延年九转法是一套按摩腹部的导引方法，是清代医生方开的杰作。方开精通医术，还超爱导引，从临床实践中编创了这么一套保健脏腑的导引方法。整套共有九个动作，很多动作有"边转边摩"的特点，经常练习能延年祛病，所以得名"延年九转法"。他自己常年坚持练功，到了耄耋之年还身体倍儿棒，依旧能著书立说、治病救人。

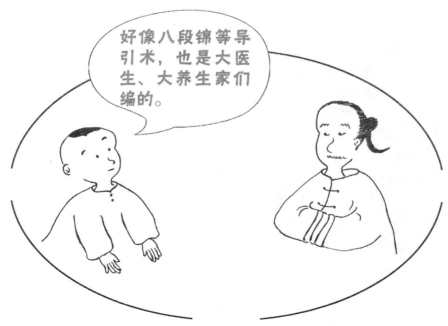

好像八段锦等导引术，也是大医生、大养生家们编的。

没错，导引最早是"一剂良药"，疗治轻疾，康复慢症，延年益寿。医生们编完之后，自己天天练，一个个变得鹤发童颜。老百姓一看，效果真不错，便口耳相传，代代流传了下来。

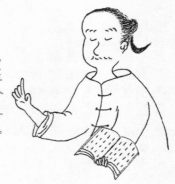

跟着师父学导引

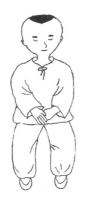

摩腹这个动作，有点像懒熊展腹。自然站立，两膝微屈，两手指相搭，放在小腹，含胸松腹，微微低头。

119

上体稍稍右转，左侧腹部拉伸，顺时针方向，逐渐由右向上伸展腰腹，两手掌同展腹方向一致，由小腹沿右胁肋部，摩运到胸口，慢慢吸气。

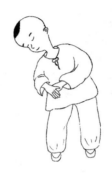

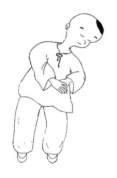

接下来，身体稍稍左转，右侧腹部拉伸，两手掌从胸口摩运到左胁肋部，随之放松转正，含胸松腹，两手回到小腹，缓缓呼气。

顺时针转动摩腹 5 次后，再做另一侧，逆时针转动 5 次，摩腹大约 10 分钟。

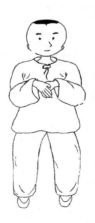

功夫秘诀

秘诀一 三劲合一。摩腹动作的关键不在外形，而在于内劲。手上的劲、展腹的劲、呼吸的劲，三劲合一，形成了促进肠胃蠕动的内劲，手、身、息要协调一致。

秘诀二 要有揉面的劲道。揉面是一种巧劲，它既不像打铁一样硬碰硬，也不像蜻蜓点水轻擦表面。摩腹时，要柔和缓慢，力透肌肤，以腹部舒适为度。

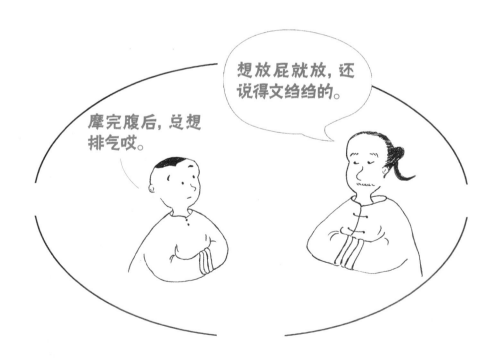

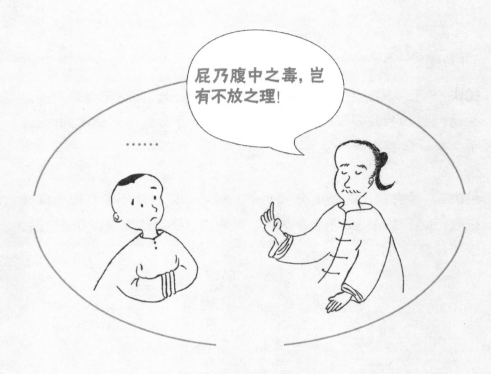

练功后排气，是腹内气机运转畅通的表现。

要想长寿，肠中常清。大肠是人体排泄物的最大中转站，是个百病丛生的窝点，这个地方要是垃圾堆积，便会恶臭四溢，各种毒素随津液血脉回流人体。摩腹的主要作用，就在于促进经络气血的运行和脏腑功能的发挥，以动化静，除旧布新，补虚泻实，消内生之百症。摩腹适合在早晚做，早上摩腹的力度大些，有利于除旧布新；晚上力度小些，有利于充实五脏。摩腹前喝杯温开水效果更好。腹腔内有肿瘤、感染及妊娠期不宜做摩腹。

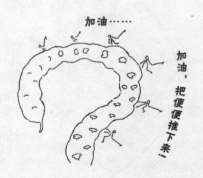

加油……

加油，把便便推下来！

经典方剂

本节介绍蜂蜜条引，是外用的一种方法，对津液不足引起的便秘有不错的效果。取适量蜂蜜，放在铜器内，微火煎，不停地搅动，不要煎焦，当凝如饴状，趁蜂蜜热软时，用手捻成 2 寸的长条，约如小指粗，头稍尖，放凉后纳入谷道 2 ~ 3 根，可使大便畅通。《神农本草经》中把蜂蜜列为上品，称之为"安五脏，益气补中，止痛解毒，除百病，和百药，久服轻身延年"。《本草纲目》中说蜂蜜能"和营卫，润脏腑，通三焦"。《日用本草》中还介绍了一种内服蜂蜜治便秘的方法，新鲜白萝卜 250 克，洗净后绞取萝卜汁，然后兑入少量蜂蜜服下，每日 1 次，这个方法对欲便不得、腹中胀痛、胸胁痞满者尤为适用。

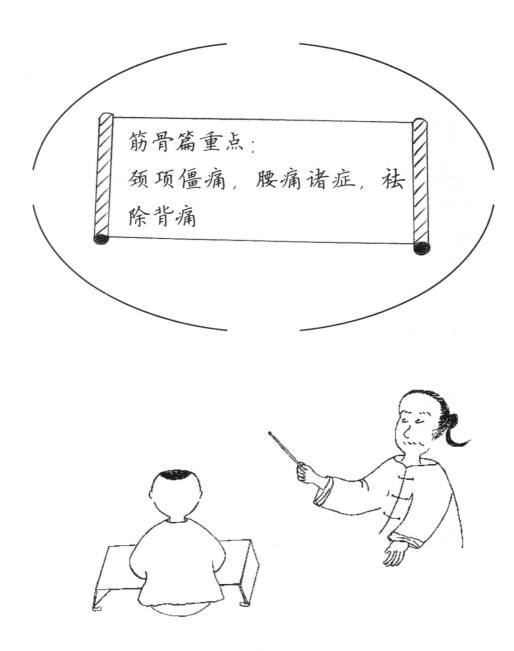

筋骨篇重点：

颈项僵痛，腰痛诸症，祛除背痛

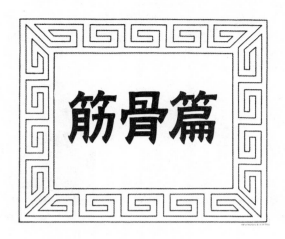

筋骨篇

第一章
颈项僵痛，防微杜渐是根本

　　这年头，打读书写字开始，有几人不遭受颈项之痛呢？你在写字楼里走一遭，10 个人中有 9 人颈椎不好，还有 1 个处于潜伏期。颈椎病大面积发生，自然有生活习惯的原因，没时间锻炼是客观，但能不能见缝插针地保健，就是态度问题了。这一篇里为颈项僵痛者量身打造的导引和食疗法，个个经典，赶紧收了吧。

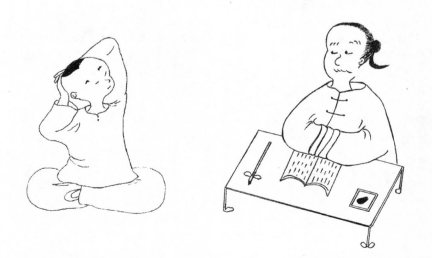

第一节 引项

看古代医生如何牵引颈椎

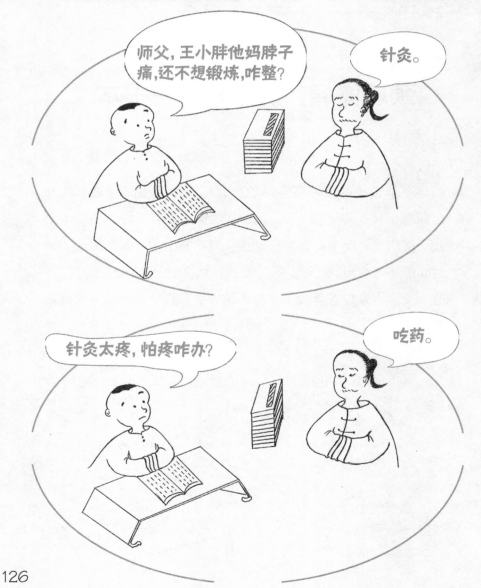

师父，王小胖他妈脖子痛，还不想锻炼，咋整？

针灸。

针灸太疼，怕疼咋办？

吃药。

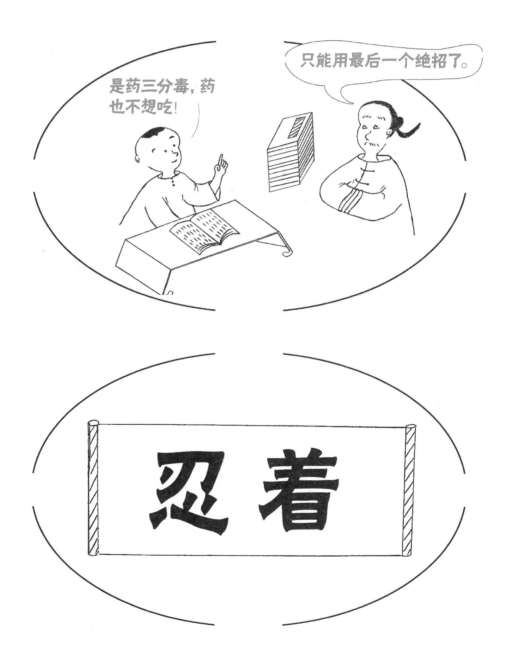

颈椎病的成长历程，可以用三个字概括：酸、疼、麻，由肌肉到经脉，再到骨质，层层深入。所谓的病来如山倒，其实是一块小石头压下了，紧接着来了一块更大的石头。在这个过程中，迅速地改善习惯，趁石头还小，就搬掉它，才是最聪明的。上工治未病，好的医生不会等疾病"成山"了，而是在它还是小石头的时候，不用一针一药，利用导引、按摩等方法，除掉它。所以，导引为上工之法，会导引的医生为上医。今天就介绍一招祛颈项僵痛的上工之法——引项。

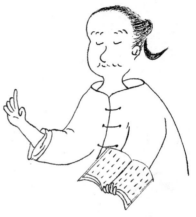

源流出处

引项，源于《诸病源候论》。编著这部著作的太医令巢元方，是为师的偶像之一，人家最神之处是在疾病萌芽之时，已经看到它的状态，不用动刀用药，便把它化解掉。颈项僵痛是个常见症状，在《诸病源候论》中"风冷候""头面风候""筋急候"中多次出现了捉颏、两臂震摇、屈肘旋伸等导引术式。我把这些个好方法归纳成"引项"，好学好用，拿去不谢！

跟着师父学导引

左手向左侧舒展平伸，掌心向上；右手轻挽下颏，缓慢向右挽拉下颏，带动头右转，到极限。

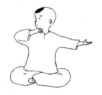

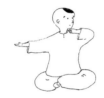

抻拉 2 秒后，放松还原，再起右手，向右侧舒展平伸；左手缓慢向左挽拉下颏，带动头左转，到极限。

放松转正后，两手放在脑后，慢慢抬头，像枕枕头一样，保持这个姿势，左右转头 2 次。

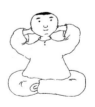

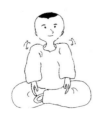

转正后，向前后各绕肩 3 周，充分放松肩颈部肌肉，再重复上述动作。

功夫秘诀

秘诀一 抻筋好比拉橡皮筋。做引项时，除了绕肩要放松、快速外，每个引项动作都要慢，这就好比拉橡皮筋，要想把皮筋伸长，又不拉断，就得悠着劲儿慢慢拉。

秘诀二 缩脖抬头做牵引。做藏头缩项时，就像是在极冷的冬天，脖子和肩膀缩成一团，然后在抬头状态下，分别向左右转头。

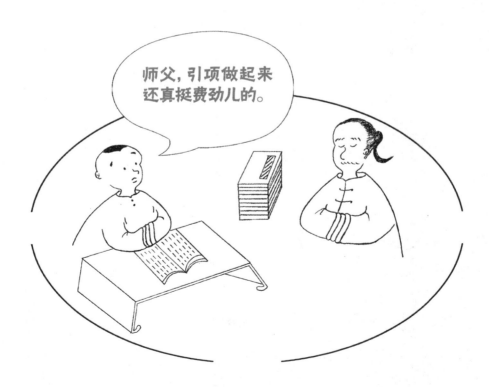

师父，引项做起来还真挺费劲儿的。

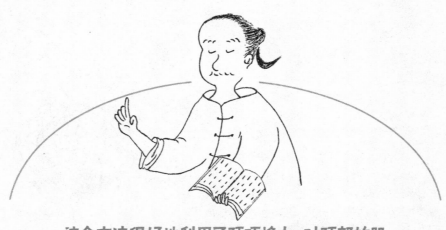

这个方法很好地利用了颈项挣力，对颈部的肌肉和筋骨刺激较大，做的时候要慢慢来。尤其是高血压和颈椎病人，做这些刺激脊柱的动作时，一定要悠着劲儿，摸着石头过河，后面也是这个要求，不再啰唆啦。

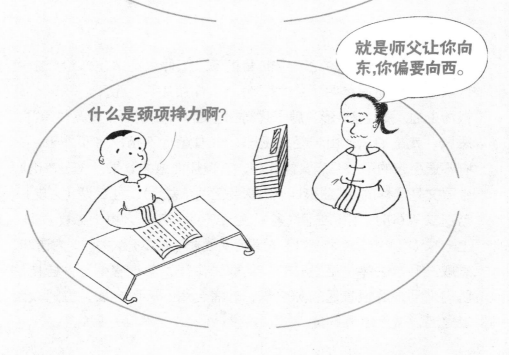

就是师父让你向东，你偏要向西。

什么是颈项挣力啊？

131

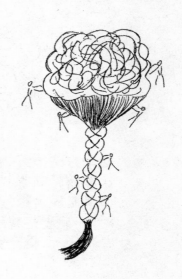

　　颈部的肌肉、韧带、关节错综复杂，就像热带丛林一样盘根错节，劳损的肌肉、筋膜很容易粘连到一起，像很久没有梳理的头发，使得气血无法畅通，筋膜失养。做引项时，通过巧妙的颈项挣力，转动牵拉，对粘连的筋结进行了分梳、理顺，使气血畅通，筋骨得养，从而达到通则不痛的目的。

经典方剂

　　今天介绍《伤寒论》中的葛根汤。张仲景在《伤寒论》中对这款汤的论述简单明了：太阳病，项背强几几，无汗，恶风，葛根汤主之。强几几，形容脖子疼得抬不起头来；无汗，就是没有汗；恶风，就是怕风。由于经脉受邪，气血运行不畅，寒邪外闭，玄府不通引起的颈项强痛，饮此汤，有覆杯而愈的效果。《伤寒论》中原文是这样的："葛根四两，麻黄三两（去节），桂二两（去皮），芍药二两（切），甘草二两（炙），生姜三两（切），大枣十二枚（掰）。上七味（咬）咀，以水一斗，先煮麻黄葛根，减二升，去沫，内诸药，煮取三升，去滓，温服一升，复取微似汗，不须啜粥"。桂枝祛肌肉之邪，葛根宣通经脉之气，二者合用，解肌合表，宣通太阳经之邪，祛除颈项强痛。

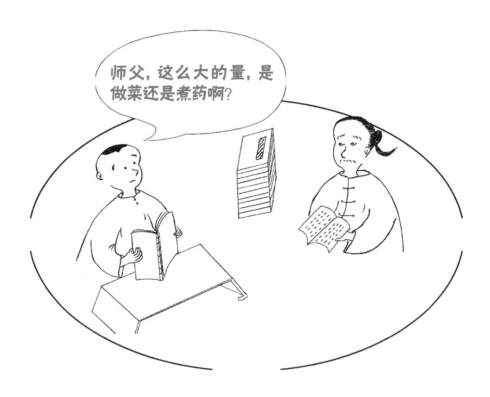

　　注意啦，汉代方剂用量和现代完全不同，而且是一锅药同时煮出来，再分开温服 3 次。古今剂量兑换，可参照 37 页《伤寒论类方汇参》剂量古今对照表。

第二节 九鬼拔马刀

变易筋骨，《易筋经》中有妙方

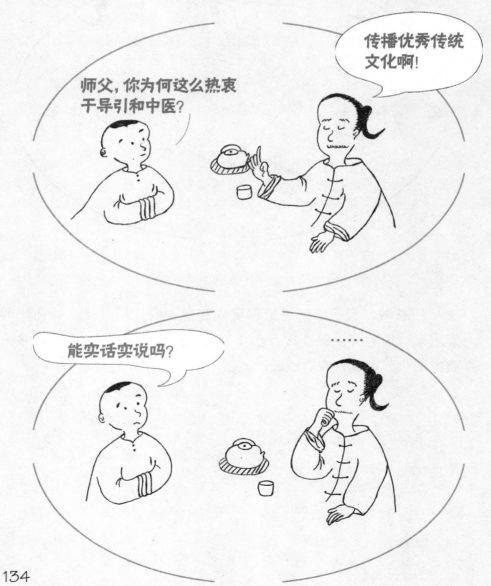

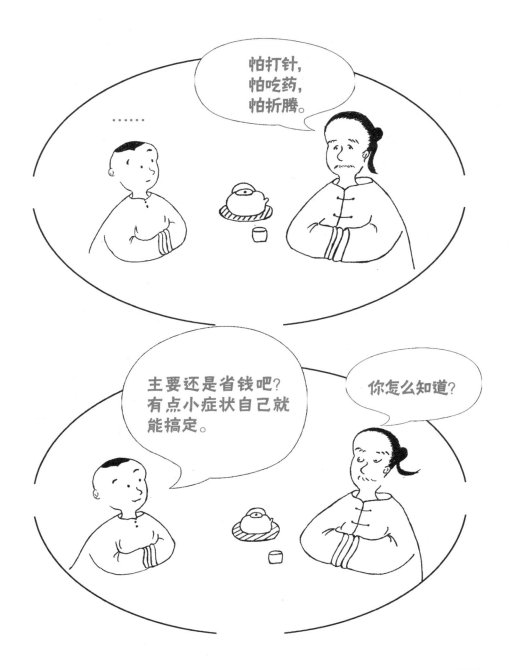

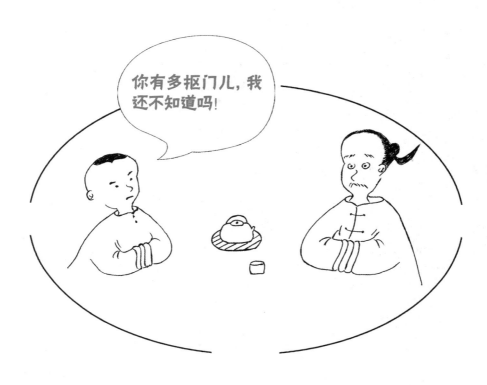

像我一样不想被折腾的，就要好好练功，好好吃饭。今儿学招变易筋骨的方法——九鬼拔马刀。

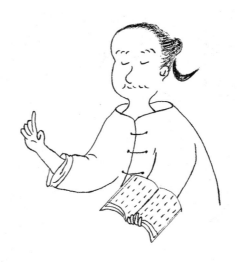

源流出处

　　九鬼拔马刀，源于《易筋经》。易筋经最独特之处，在于对深层筋骨的濡养，这些地方是人体最容易出问题，针药又不易入的犄角旮旯。九鬼拔马刀这一式，就是专门针对颈椎深层小筋骨的。

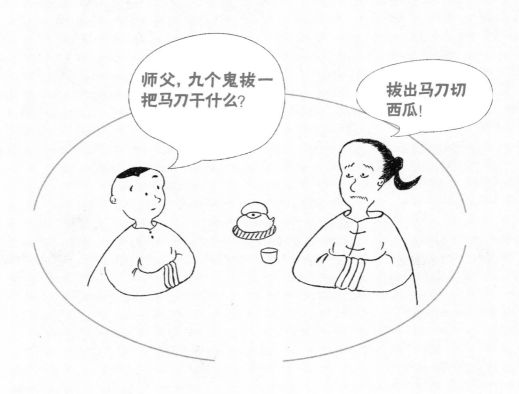

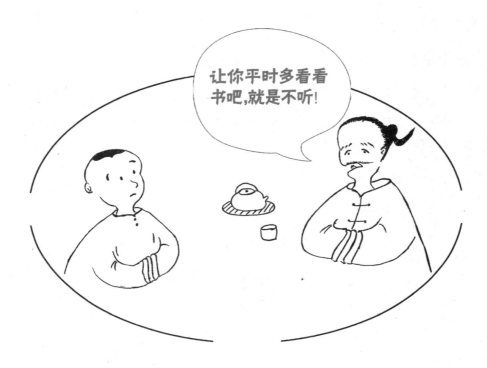

九鬼，比喻精巧技艺和超常之力，说的是肢体导引和呼吸吐纳配合的劲力；马刀，比喻的是脊柱。通过巧妙的劲力，拔开脊柱这把生锈的马刀，祛除沉疴旧疾，让宝刀焕发生机。

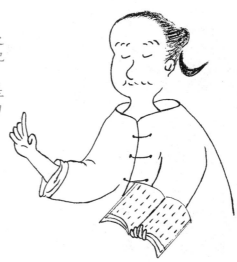

跟着师父学导引

自然站立，提起右臂，右前臂放于脑后，中指压左耳郭，手掌抚按后脑，左手屈肘放在后背，手背尽量贴在肩胛骨之间，掌心向外。

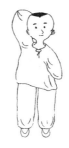

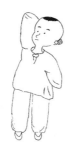

两手始终保持这个姿势，紧接着，向右上方抬头，两肘尽量向外展，同时展胸，展肩，慢慢吸气。

然后屈膝下蹲，上体向左后转，低头，含胸，转腰，两肘有意识往一块合，眼睛看两脚跟之间，缓缓呼气。

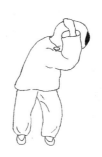

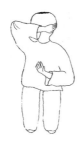

慢慢起身，再往右上方抬头，重复展体俯身的动作3遍后，两手自然放下，提起左臂放在脑后，做另一侧。

139

功夫秘诀

秘诀一 拔刀要稳。俯身转体时，要注意转身不转膝，膝盖在微蹲的同时，始终保持朝前。下肢这个时候相当于刀鞘，拔刀的时候，刀鞘稳定不动，刀才能很好地拔出。

秘诀二 拔刀要慢。拔伸脊柱这把马刀时，动作越慢越好，快做收缩的是肌肉，慢引才能抻筋拔骨，尤其是那些深层小筋骨，缓缓柔和，劲才能渗透进去。

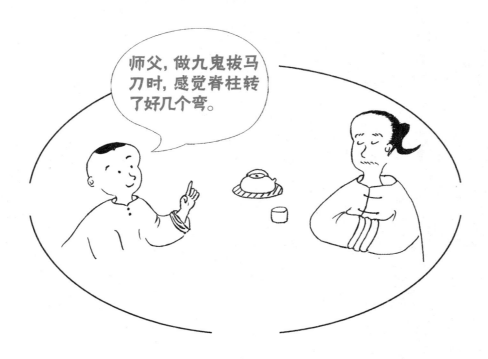

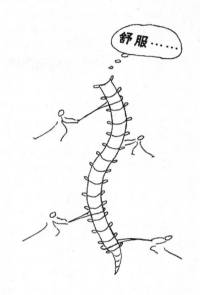

这个导引动作，设计得很有工匠精神，细微处见功夫。向侧下屈伸拧转时，脊柱像拧转的麻花，尤其是颈椎处牵引最大，弯曲中又有节节牵拉；斜上方展体抬头时，颈椎又向反方向伸展开来，配合呼吸吐纳，由浅入深。脊柱最喜欢这种巧妙的旋转屈伸，既能化解痉挛，又能让错位的小关节归队，何乐而不为？

经典方剂

今天介绍《饮膳正要》中的黑牛髓煎，适合肾弱、骨败、体质瘦弱的人。用黑牛髓1/2斤、生地黄汁1/2斤、白沙蜜1/2斤共熬为膏，制成丸状，每天2丸，经常服用，可以壮骨益髓。牛髓，是牛的骨髓，具有补血益精的作用，常用于精血亏损，虚劳羸瘦。地黄性凉，味甘苦，具有滋阴补肾、养血补血功效。《夷坚志》中记载了用生地黄止骨痛方法。取生地黄1斤，生姜4两，捣细末，入糟1斤同炒匀，趁热以布裹敷伤处，冷即易之，能止痛，能生筋骨。蜂蜜可以和百药，祛百病，补虚羸，牛髓、地黄、蜂蜜三者共同入药，是强筋壮骨的良方。

第三节 掌抱昆仑

十二段锦中的舒筋活络导引法

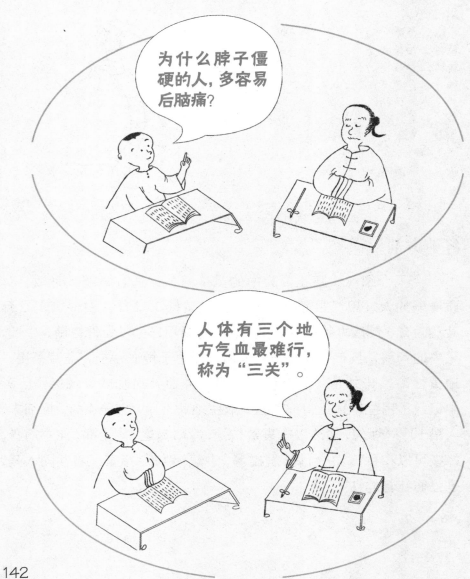

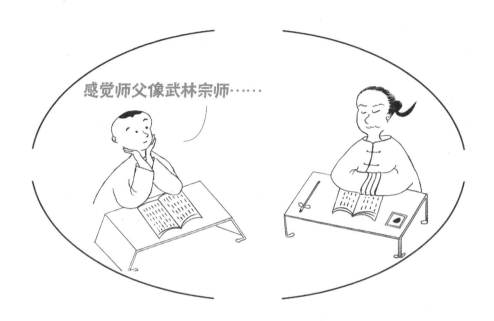

这三关从下向上，分别叫尾闾、夹脊、玉枕，其中玉枕就在后脑。

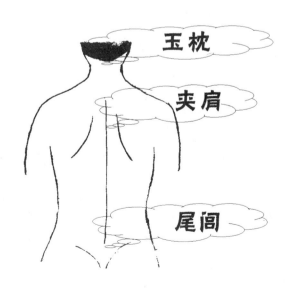

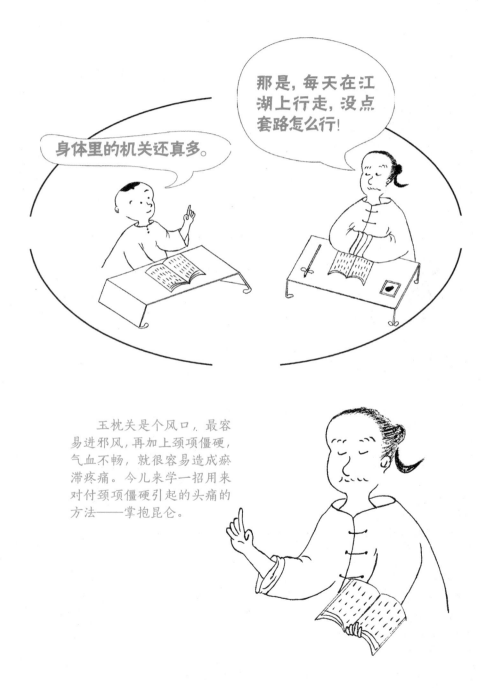

身体里的机关还真多。

那是，每天在江湖上行走，没点套路怎么行!

玉枕关是个风口，最容易进邪风，再加上颈项僵硬，气血不畅，就很容易造成瘀滞疼痛。今儿来学一招用来对付颈项僵硬引起的头痛的方法——掌抱昆仑。

源流出处

　　掌抱昆仑，源于十二段锦，是可以坐着练的导引方法。颈项僵痛多是由于伏案过多、颈椎过度劳损造成的，但是由于公务和学业，又得坚持这种状态。如果能在伏案的间隙随时导引，在疲劳产生之初就消除它，就是最好的养生祛病之道。掌抱昆仑就是这样一种方便法门，它随时都可以舒筋活络，祛除僵痛。

跟着师父学导引

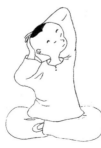

　　坐在凳子上，把两手搓热，交叉抱在脑后，然后向左转身，随后向右下方倾身，左肘在上，右肘在下，略停2秒。

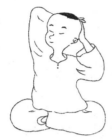

　　身体转正，再向右转身，随后向左下方倾身，换右肘在上，眼睛余光看肘尖，两肘对拉成一条斜线。

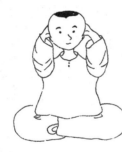

　　转正后，慢慢低头，再充分抬头，最后头转正，两手还是抱在脑后，两肘做开合动作 10 次，像鸟振翅一样。

　　最后用手掌快速摩搓后脑和后脖颈，两手交替进行，几十秒后，就会感觉头颈发热。重复上述动作。

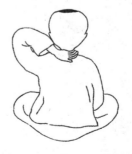

功夫秘诀

秘诀一 两肘引成一条线。当身体向左右倾斜时，配合呼气引身，两胁肋部拉开，两肘用力外展，肩臂的力点在两肘尖上，慢慢牵拉，两肘尖和手在一条直线上最好。

秘诀二 振翅要快，摩搓要快。振翅时，活动的是肩背肌肉，快速轻巧的振翅，既能供给肌肉养分，又能把淤堵的垃圾排出来。摩搓脖颈时也要快，通过摩擦生热，温煦气血。

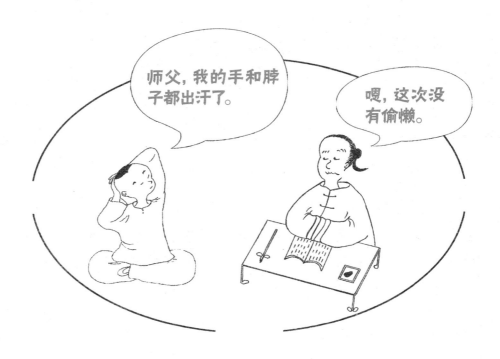

沾濡汗出就达到解痉去痛的效果了。疼痛的根源在于不通，营养上不来，废物又排不出去，久而久之就堆成了病。掌抱昆仑时，舒展两胁，刺激肝经，重新调配肝血，濡养筋骨。再通过振翅，摩搓颈部，使局部温热，气血遇热则行，通则不痛，筋骨得养，所以就能有效缓解颈项僵硬和后脑痛了。

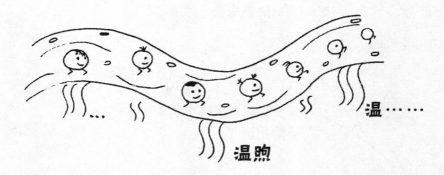

温……

温煦

经典方剂

今天介绍《普济方》中的外贴方剂，用于祛除筋骨疼痛。取猪牙皂角1斤，锉为细末，再用多年的陈醋，一起熬成膏子，摊开在粗布上，趁温热，贴在后脖颈上，可以祛除颈项僵痛。

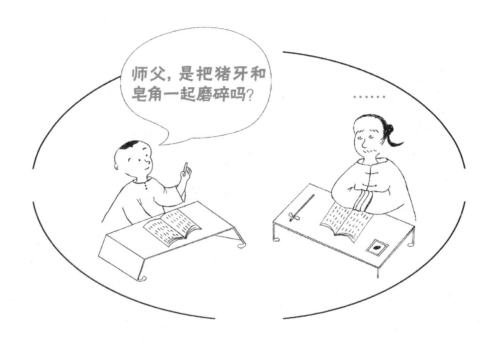

　　猪牙皂角是一味药，形容皂角长得像猪牙。猪牙皂角内服可祛痰开窍，外用可散结消肿。《药性论》中记载："取尽其精，煎之成膏，涂帛，贴一切肿毒，兼能止疼痛。"《日华子本草》中说："通关节，除头风，消痰，杀劳虫。"三年以上的陈醋经常做药引子，可以消痈肿，行湿气，软坚散结，敛气镇风。陈醋和皂角同用，可以散邪温经，祛风止痛。

第四节 **掉尾式**

一招在手，脊柱柔韧有度

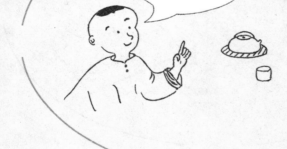

我发现脖子上的病是成串的，像糖葫芦。

三句话离不开吃。

甘草观察倒也仔细，颈椎是一节连一节，环环相扣，劳损也是多发性的，往往是城门失火，殃及池鱼。

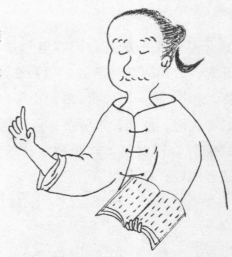

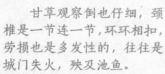

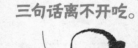

150

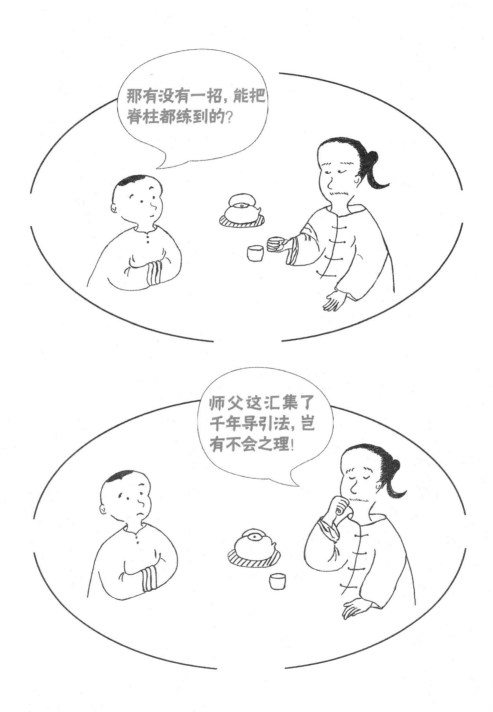

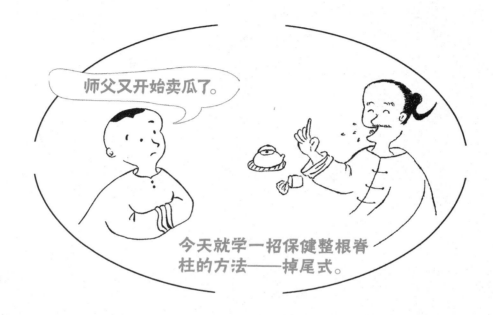

源流出处

掉尾式，源于《易筋经》。凡是筋骨上的病，当首选《易筋经》。筋骨上的症结，多在肉之下，骨之间，针药难入，气血难行，唯有通过自身之力，变易筋骨，解痉化瘀，使弱者变强，挛者变舒。这一式通过直膝俯身，塌腰抬头，以头尾呼应调理整个脊柱。

跟着师父学导引

自然站立，两手体前交叉，掌心向下，慢慢俯身前屈，两腿伸直，塌腰抬头，两掌下按，下按的高度因人而异。

在体前屈状态下,抬头向左后转,同时臀部向左前方摆动，眼睛尽量看臀部上方，略停2秒，左侧腰际形成一个侧弓。

然后头臀转正,抬头再向右后转,同时臀向右前方摆动，略停2秒，右侧腰际形成一个侧弓。

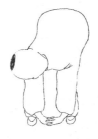

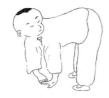

放松还原，再向左右分别转头掉尾，做6次，最后慢慢起身，走动片刻后，做第2遍。

功夫秘诀

秘诀一 头尾呼应。转头摆臀是关键，头与臀做相向运动，头向后转，尾往前摆，腰部呈现出优美的侧弯。两膝要伸直，两手要固定，充分伸展拔长腰身，幅度逐渐加大。

秘诀二 势借气力。向侧屈转头摆尾时，缓缓呼气，感觉呼尽体内浊气，以加大腰身的侧弯。头尾转正时，慢慢吸气，势借气力，从而达到引体令柔、导气令和的效果。

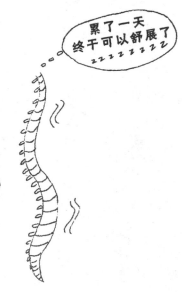

整个脊柱状态的好坏可以从手和腰线看出，手越低，腰线弧度越大，说明脊柱就越健康。筋骨有个特点，练就长，不练就缩，所以要经常导引。脊柱像个链条，筋骨上下有连带关系，脊柱上的病，往往不是一处，经常是多节并发。掉尾式的优势就在于，它能够调理整根脊柱，转头摆尾时，通过大幅度的前屈、抬头、摆尾等导引动作，每节脊椎都在跟着引动，像梳辫子一样，把脊椎周围的小筋结梳理了一番。

经典方剂

今天介绍《千金方》中的天冬散，对虚劳疼痛、风湿不仁有不错的效果。干天冬研为细末，每次服 1 小勺，每天 3 服。《千金要方》和《千金翼方》合称为《千金方》，是医学史上的巨作，药王孙思邈写完《千金方》的时候，已是耄耋之年。

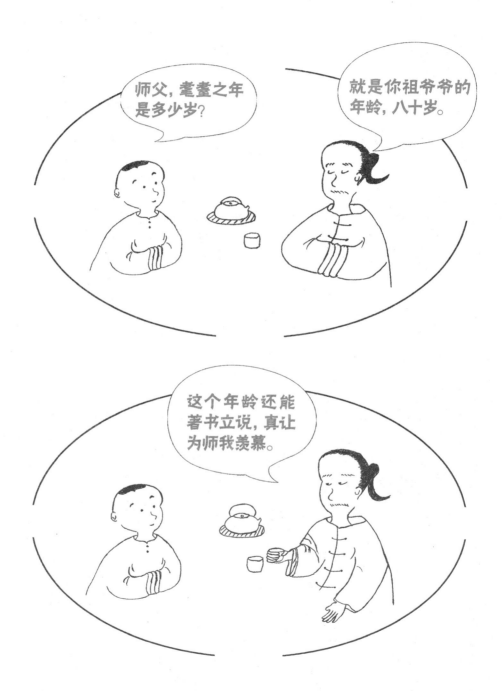

155

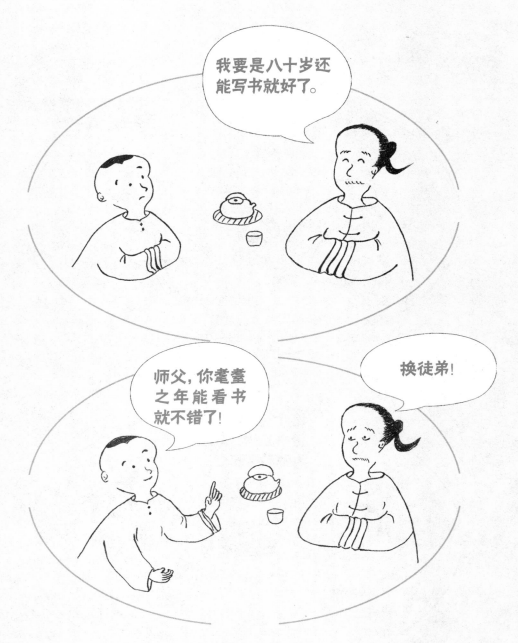

　　天冬又叫天门冬，《神农本草经》中称它为上品，筋骨弱又强痛的人，可以经常服用些天冬散，能够养筋骨，益气力。

第五节 **猿戏**

办公桌前的颈椎康复法

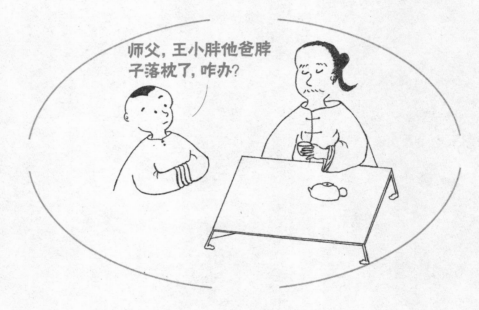

师父，王小胖他爸脖子落枕了，咋办？

　　找个擀面杖。擀面杖加热，在脖子上上下擀动。

　　落枕是经常发生的急症，很多时候医生不在身边，学一种方便之法，可以自解燃眉之急。加热的擀面杖相当于热疗和按摩，能够活血散瘀，通络筋脉。

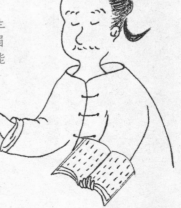

158

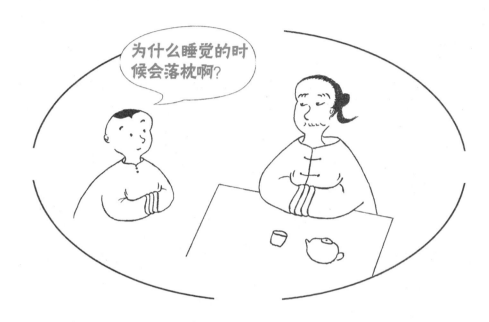

白天颈部小筋肉劳损虚弱，晚上邪风就容易入侵，造成经络痹阻，僵硬疼痛。再学一招消除小筋肉劳损、舒痉解痉的方法——猿戏。

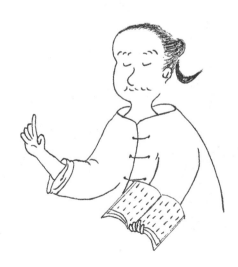

源流出处

　　猿戏，源于五禽戏。华佗在创建五禽戏之初，称它是一剂治病的"良药"，亦以除疾，并利蹄足，以当导引。所以学习中医，要学五禽戏、八段锦这些必修课。

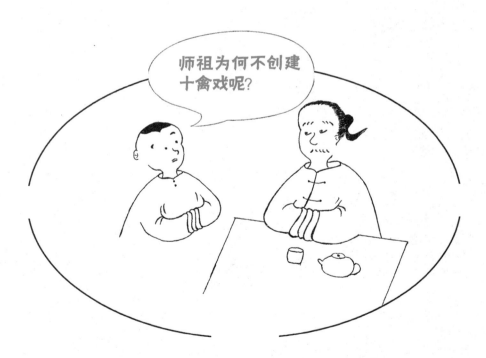

师祖为何不创建十禽戏呢？

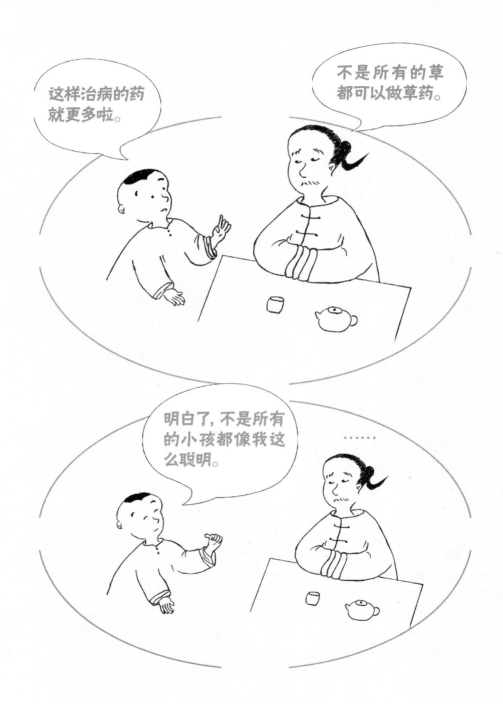

跟着师父学导引

自然站立，两手在腹前快速拢握成勾手，五指指腹并拢，用力屈腕，勾尖朝下，像猿猴的钩爪一样。

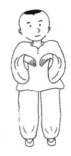

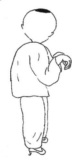

把两勾手提至胸前，同时藏头缩项，两肩耸起来，脖子缩回来，同时踮起脚尖，然后慢慢向左转头顾盼。

头转正，手落下，脚跟放下，身体放松，再拢握成勾手，藏头缩项向右转头，重复前面的动作。

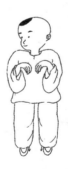

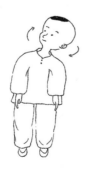

最后，松肩垂肘，两臂放松，轻轻绕动脖颈，逆时针、顺时针各6周，两肩再分别向前后各绕动6周。

功夫秘诀

秘诀一 缩颈团胸。在缩颈的状态下转头是关键，好像要把颈部缩回胸腔，手臂在胸前团紧，用力屈肘、屈腕。转头旋颈时要慢，转到极限后体会颈部的牵拉。

秘诀二 提踵要稳。做猿戏时加上提脚跟，就把全身的劲儿都调动起来了，提踵转头时容易晃动，这时候腿上要吃上劲儿，呼吸自然，保持稳定。

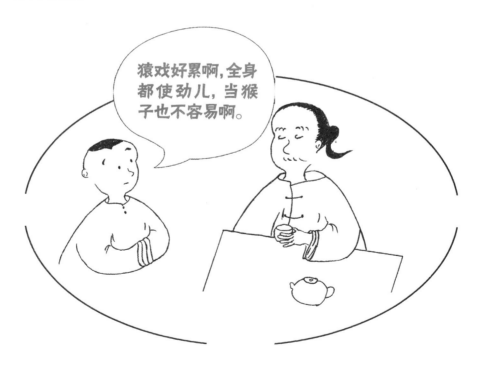

这个导引方法设计得很精巧，长期伏案的人之所以会脖子痛、肩膀痛、手臂痛……主要是因为身体僵滞太久了，气血供不上来，代谢垃圾也排不出去，诱发各种疼。做猿戏时，通过提踵站立、藏头缩项，把肌肉筋脉挤、压、揉、抻，就像拧毛巾一样，把废物挤出来，然后再放松，让气血营养充盈，这样一松一紧，能够快速消除身体的疲劳疼痛。

经典方剂

今天介绍《本草纲目》中的盐疗。盐不仅是佐餐佳品，更是一味除湿祛痛的良药。《本草纲目》中说"盐能令肌肤柔韧，可治疮，坚肌骨，祛皮肤风毒，定痛止痒"。《神农本草经》中记载"盐可疗疾""坚肌骨，祛毒虫"。脖子落枕，或者风邪导致颈项僵痛时，就可以采用盐疗。把粗棉布缝制成圆柱形口袋，用粗盐数斤，炒热，装在其中，制成颈枕，长短粗细像个啤酒瓶，刚好能托垫起颈椎，躺上半个小时后，微微见汗，疼痛顿消。盐枕凉了，可重新回锅炒热。热盐可以除湿气，利筋骨，通络祛痛；做成颈枕，还可以调整颈椎的生理曲线，一举两得。

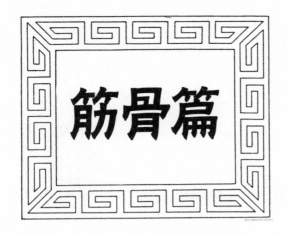

筋骨篇

第二章
腰痛诸症，康复的法宝在自我修复

　　天气转凉以后，来咨询腰腿痛的患者越来越多。也难怪了，舒适的生活条件下，腰椎却像老化的树干，一不小心就有可能掉杈。为了方便大家学习，导引子门庭大开，举办了公开讲座，专门介绍祛除腰腿痛的导引法和药膳，并让甘草和大家一起学习。

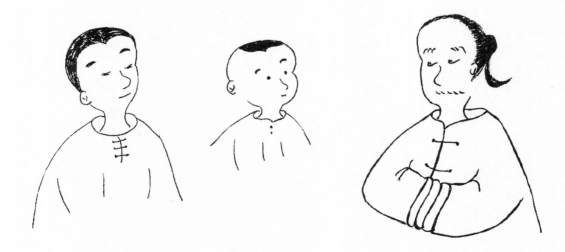

第一节 引腰

《马王堆导引图》中的祛腰痛导引法

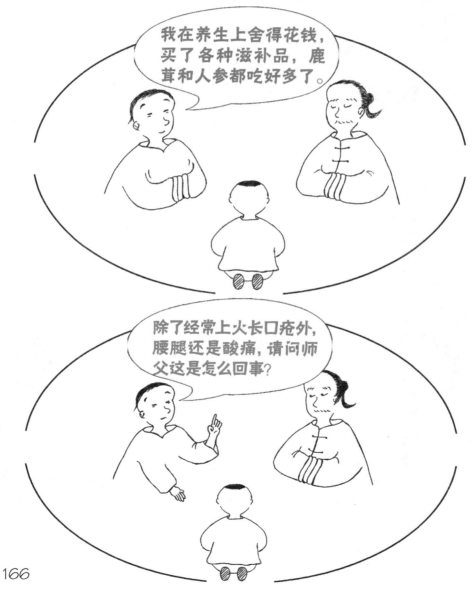

我在养生上舍得花钱，买了各种滋补品，鹿茸和人参都吃好多了。

除了经常上火长口疮外，腰腿还是酸痛，请问师父这是怎么回事？

166

　　经常吃补药，又经常换药方，病轻微却妄施攻伐，强求进补，就像启用王安石治宋一样，全失自然之妙，反倒给身体带来危害。不需要吃药却去吃药，等于慢性服毒。身体本无事，庸人自扰之，所以我教大家在导引和饮食上下功夫，看似粗浅，却是上工之道。

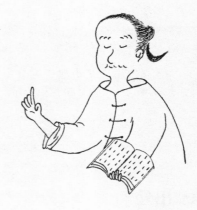

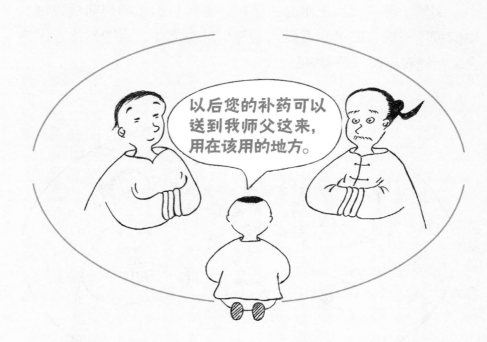

以后您的补药可以送到我师父这来，用在该用的地方。

167

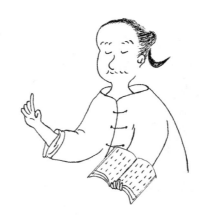

下面首先教大家引腰，这个导
引方法就像卫兵，保卫腰椎小关节。

源流出处

引腰，源于《马王堆导引图》。这幅导引图咱们前面说过，
地位可不一般，它是达官贵人的导引补益之法，全图彩绘在织锦
之上，锦在当时可是奢侈品。

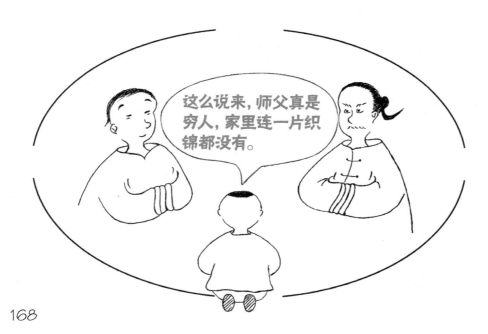

这么说来，师父真是
穷人，家里连一片织
锦都没有。

跟着师父学导引

自然站立，两掌抵住后腰，
用力前推，身体后仰，身体成反
弓状，慢慢吸气，略停 2 秒。

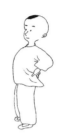

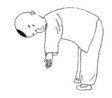

随后上体前俯，两腿伸直，两臂
垂落，在俯身状态下向左侧转腰转头，
顺势提肩，然后再向右侧转。

俯身转正后，由膝盖、腰椎、
胸椎逐节向上蠕动伸展，两掌随动
作前摆下按，抬头塌腰，略停 2 秒。

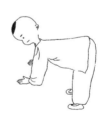

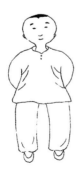

腰身慢慢抬起，放松直立，两掌
再抵住后腰，身体后仰，重复上面动作。

功夫秘诀

秘诀一　腰像竹节虫。竹节虫在爬行时，是一松一紧、一节一节地前行。当蠕动腰椎时，就像竹节虫，整个腰脊先放松，然后由膝盖沿腰胯、胸椎、颈椎，逐节伸展。

秘诀二　头尾争力。最后前俯腰时，腰身约与地面平行，关键是抬头、塌腰、翘臀，头和尾之间形成一个挣力，也就是头往前使劲儿，臀部向后使劲儿，把脊柱充分引伸。

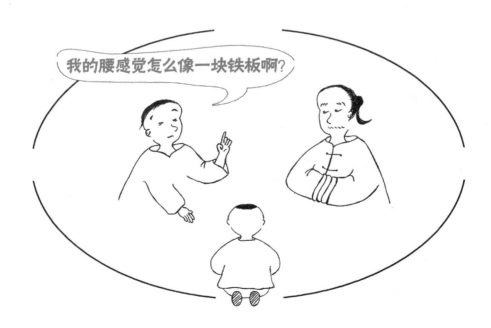

平时筋骨活动少，就像链条生锈一样，所以感觉僵硬。练习导引就好比给筋骨除锈，让它恢复柔韧挺拔的状态。

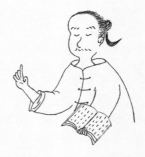

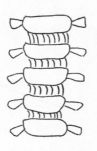

整个腰椎是由一节一节的小椎体构成，维系这些椎体间秩序的，是无数条小肌肉和小韧带，它们平时最累，又在最深处工作，气血很难到达，所以腰椎出问题，往往是这些"小卫兵"失养。引腰时，按照腰脊的生理特点，逐节引动屈伸，推动气血向筋膜深处周流，解痉化瘀，除小疾而祛大病。

经典方剂

今天介绍的艾酒，是祛除腰痛的外用药酒。艾叶 50 克，浸泡在 500 毫升高粱白酒中，1 周后用药酒涂擦腰部，每天 3 次，可以祛除劳累引起的腰酸背痛，或者寒湿诱发的肌肉筋骨冷痛。艾叶性温，有散寒止痛的功效，是灸治的最佳材料。艾叶的炮制方法很多，有醋制、炭制、酒制等。这款艾酒中还可以加入炒黄蟹壳 50 克，蟹壳有消肿化瘀、止痛活血的作用，炒制后，质地变疏松，药性更易浸出。

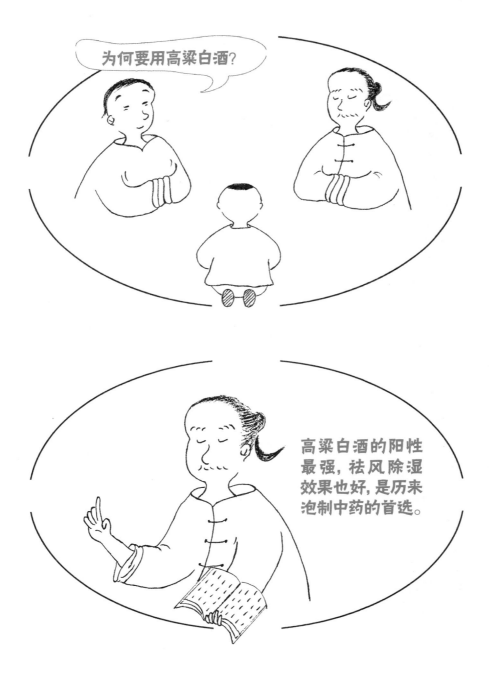

铁牛耕地

起床时做一做, 远离闪腰和劳损

我经常闪腰, 多在早晨, 打喷嚏、系鞋带时, 一不小心, 腰就痛得不能动了。

啊, 原来真有打个喷嚏就闪了腰这回事啊。

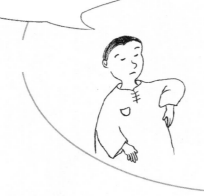

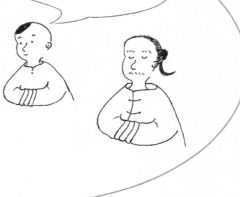

这是腰椎老化的预警信号, 小关节之间脆而失养, 筋骨逐渐萎缩粘连, 很容易发生错位。

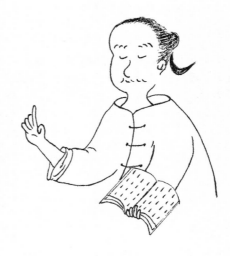

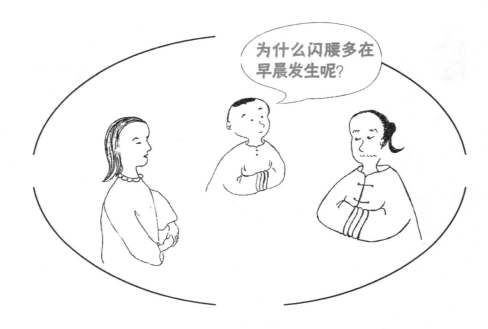

为什么闪腰多在早晨发生呢?

经过一夜睡眠后，腰椎周围的软组织会因失养而变得硬脆，这时如果突然弯腰或者咳嗽等，椎间的压力就会加大，还没有完全苏醒的腰椎就容易受伤。今天就教大家一种导引方法——铁牛耕地，不仅可以预防闪腰，还可以强壮腰椎。

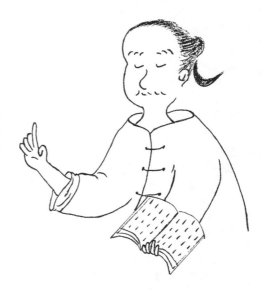

源流出处

　　铁牛耕地，源于《诸病源候论》。在这部没有药方的中医典籍里，祛腰痛的导引法有十几种，其中的"长引腰"做着方便，效果还好，被历代医学家和养生家们所推崇。铁牛耕地是在长引腰的基础上，又加了一点导引，早晨起床做几个，预防闪腰效果好。

跟着师父学导引

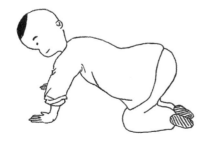

　　屈膝跪在床上，两掌撑在床上，抬头塌腰，这时候躯干与床面是平行的，手臂是垂直的。

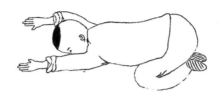

　　身体重心后移，团身呼气，腹部贴大腿，大腿跪坐在小腿上，前伸两臂，长引腰脊，略停2秒。

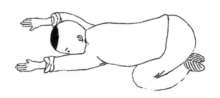

　　然后屈臂，下颏贴床面，头向前探，从后往前，像犁地一样划过床面，缓缓吸气。

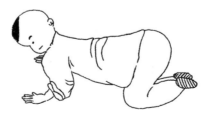

　　最后双臂撑直，抬头，塌腰，躯干与床面平行，再引体后坐，团身，重复上面的动作。

功夫秘诀

秘诀一 铁牛耕地。这个动作很像犁地，犁地时要讲究火候，要犁得均匀深透，所以屈臂前探时，下颏尽量贴着床面走，微微抬头，像铁犁在土里走一样，让脊柱有个弧形牵拉。

秘诀二 吐纳助引体。后坐时，臀部、大小腿团紧，腹部尽量贴大腿，腰脊充分伸展，肩背伸展，两手臂前伸，同时配合缓缓呼气，配合呼气可以帮助腰身充分拉长。

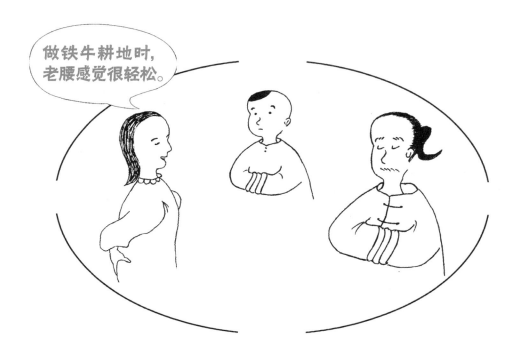

做铁牛耕地时，老腰感觉很轻松。

人自从直立行走后，脊柱的负担一下子加大了，筋骨的病症也就层出不穷。铁牛耕地是个仿生导引，模仿牛在田间耕地，身体由直立变成了俯卧。在俯卧状态下，脊柱不用负重，最轻松。这时候再加上导引牵拉，就相当于给脊柱各小关节来了个按摩，舒缓僵硬的筋骨，预防闪腰和劳损。

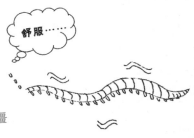

经典方剂

今天介绍苍术膏，腰部疼痛，步履不健，以及须发早白的人就用这个补方。苍术 1 斤，白茯苓 7 两，蜂蜜适量，先将苍术刮皮切片，在清水中浸泡两天，每天换水 1 次，然后熬煮，先用大火，再用小火熬煮数小时，去除药渣后浓缩成稠汁，兑少许蜂蜜，继续煎熬，然后药膏中加入白茯苓细末，搅拌均匀后储藏。每日 2 次，每次 3 小勺。苍术膏具有祛风湿、健脾胃、补虚损的功效，苍术与茯苓配伍，在古籍中有很多，这个方子最适合平素患有风湿痹证、肠胃功能又不好的人。

第三节

旋腰脊

解痉化瘀，小劳术中的舒筋壮骨法

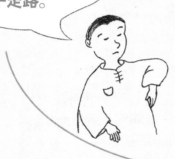

我有腰疼的毛病，但只是在左侧，尤其是在加班劳累后，就更加酸痛，得歪着身子走路。

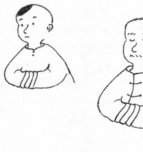

排除肾病隐患后，这便是腰肌劳损的症状。常常一侧腰痛，劳累受凉后更明显。

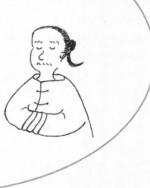

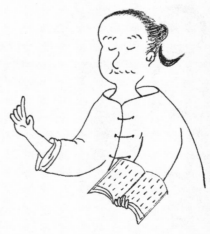

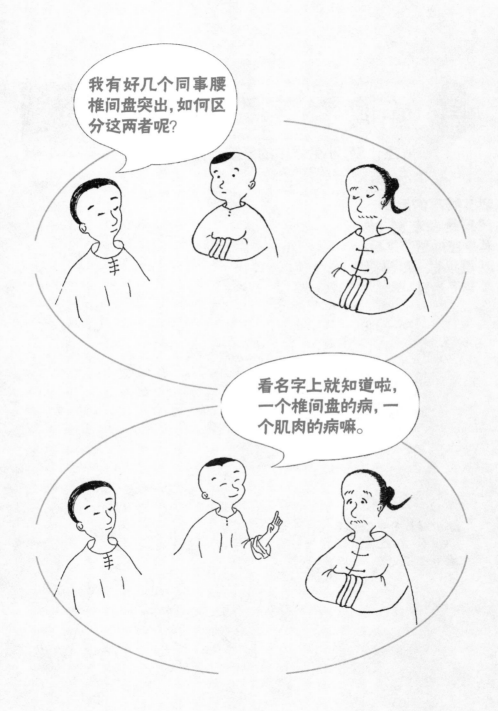

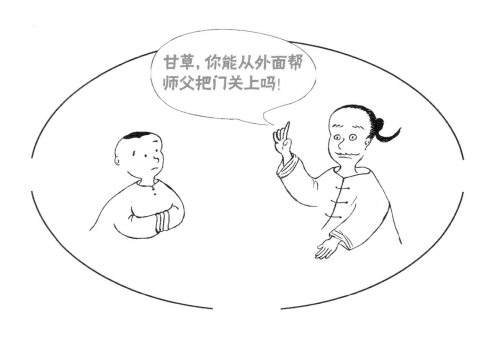

教给大家一个初步自我判断的方法。如果是局部酸痛，多是腰肌劳损；如果是串着痛，腰腿都痛麻，八九不离十是椎间盘了。

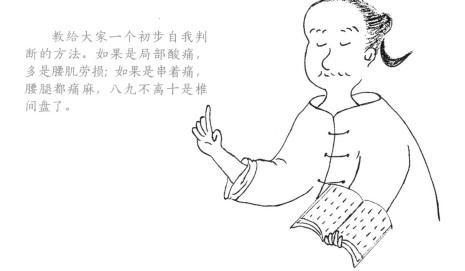

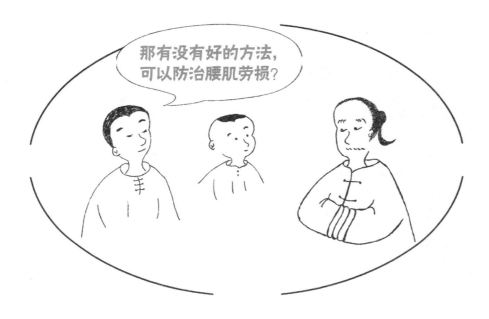

所谓劳损，就是过劳而
伤，如果能及时调整腰部过
劳的状态，便能预防和治疗
腰肌劳损，今天就教大家这
么一种方法——旋腰脊。

源流出处

旋腰脊，源于小劳术。小劳术是宋代医生蒲虔贯编创的，收录在《保生要录》中。书中记载：养生者，形要小劳，无至大疲。故水流则清，滞则污。养生之人，欲血脉常行，如水之流，坐不欲至倦，行不欲至劳。频行不已，然宜稍缓，是小劳之术也。蒲虔贯是个医生，他深知再好的药也不如自身气血周流，百骸得养。

跟着师父学导引

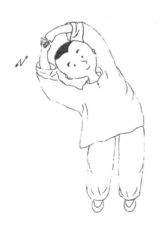

自然站立，两手交叉上举，然后身体向左侧侧屈，弹振2次；再向右侧侧屈弹振。

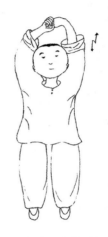

左右都做完后，保持两
臂交叉上举，向后弯腰仰体，
也是弹振2次，眼睛朝前看。

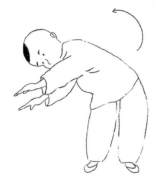

最后一次后弯腰仰体做
完后，上体顺势右倾，由右
向前、向左、向后，做大幅
度旋腰两周，两臂随之自然
摆动。

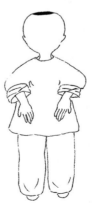

再做反方向旋腰两周，
然后重复上述动作。最后，
两掌快速摩擦后腰，以温热
为度。

功夫秘诀

秘诀一 腰如弹簧。向左、向右、向后弹振腰脊时，练的是腰上肌肉的劲力，这时候感觉腰就像一根大弹簧，侧屈拉伸后充分回弹，节奏感强。

秘诀二 风摆荷叶。旋腰脊时，整个脊柱像一株风中摇摆的荷叶，前后左右大幅度旋转，做的时候注意把握火候，幅度慢慢由小变大，腰脊由弱变强。

保健特点

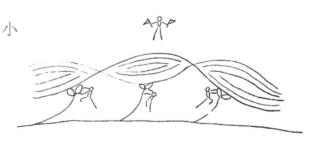

肌肉是由无数条小肌丝和筋膜连在一起的，肌丝之间有规律地滑行，便形成了肌肉收缩力。肌肉劳损时，就像打了结的头发，筋膜容易粘连在一起，不通则痛。旋腰脊最大的特点是将练肉和练筋融合在一起，既练肌肉本身的张力，又牵拉畅通小筋节，从而舒缓疼痛，强健腰肌。

经典方剂

今天介绍《伤寒论》中的芍药甘草汤，这款汤又叫去杖汤，意思是喝了这碗汤，拐杖扔一边。对于腿脚经常抽筋的朋友，堪称良方。取白芍药4两，甘草（炙）4两。上二味咬咀，以水3升，煮取1.5升，去滓，分温3次服之。咬咀，把药物弄碎或锉末，以便煎服。抽筋在中医里属于筋挛、筋缩的范畴。抽筋只是表象，根在血虚不能荣筋，筋燥不得养。芍药和甘草相合，酸甘合化为阴，可以养血平肝，缓解筋脉拘挛，善治血脉拘急疼痛，所以对于因血虚而引起的两足或小腿痉挛疼痛有不错的效果。古今剂量转换，可参照37页《伤寒论类方汇参》剂量古今对照表。

第四节 鸟戏

反序导引，专门对付腰椎间盘突出

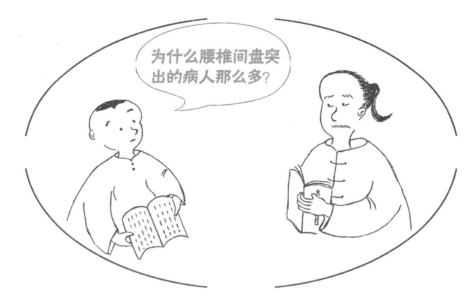

腰椎间盘突出是软骨的病，凡是软骨的病，大多比较麻烦，比如膝盖的半月板要是磨损了，自我修复的可能性几乎没有。

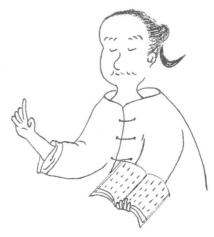

187

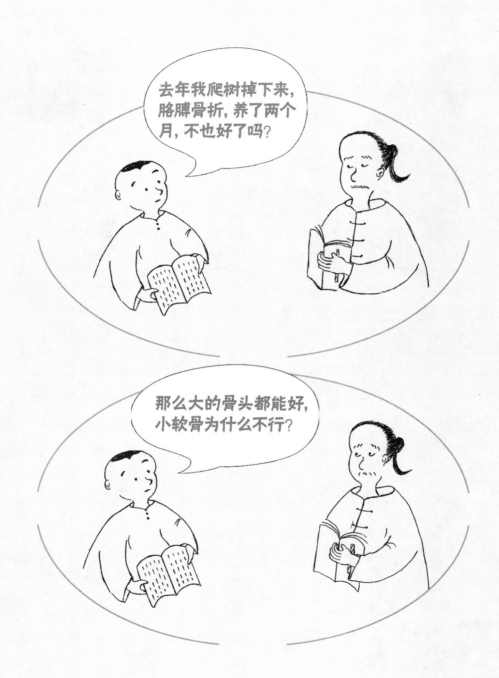

大骨头上有血液滋养，折了裂了，养上一段时间，就会痊愈。小软骨上血管很少，有些根本就没有，靠的是关节活动挤压时产生的关节液濡养。要保护软骨，一方面要有适度的运动，供给软骨营养；另一方面又不能过度，要是磨坏了，可没得修。就算换一个高级人工 3D 打印的，也没有原装的好，更何况用几年还得换。三分治、七分养，今天就教一招养益椎间盘的方法——鸟戏。

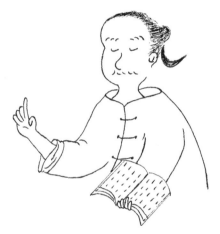

源流出处

鸟戏，源于五禽戏。五禽之戏，各具特点，鸟戏则突出了腰部的反序导引。

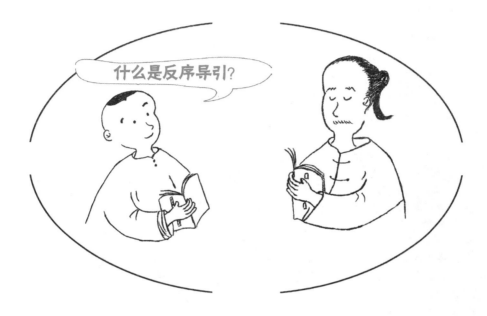

什么是反序导引?

反序导引就是与日常行为相反的运动，比如倒着走。20世纪90年代，欧美科学家提倡反序运动有益康复，我国早在2000多年前就有啦。做这一式时，如鸟欲飞，双手躬前，尾闾气朝顶，通过塌腰竖脊的反序导引，濡养筋骨，祛除沉疴旧疾。

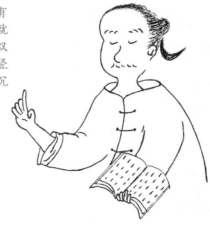

跟着师父学导引

自然站立，两腿微屈，两掌在腹前相叠，然后两掌上举至头前上方，像个鸟嘴，身体前倾，直立，挺胸，塌腰。

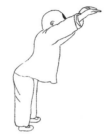

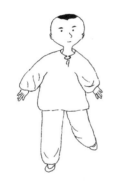

两腿微屈，松腰松胯，两掌相叠下按至腹前，随后，右腿蹬直，左腿伸直向后抬起，挺胸，塌腰，两掌成鸟翅向后左右分开。

做鸟翅时，五指伸直，无名指、中指并拢向下，其余三指向上翘起，伸腿展翅略停 2 秒。

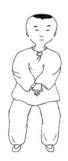

最后，左腿收回，微屈下蹲，两掌在腹前相叠，松腰松胯，重复上述动作。

功夫秘诀

秘诀一 腰背像张弓。做鸟戏时，腰背像一张引开的弓，但这张弓是反着的。两掌像鸟嘴一样前伸，两臂尽量上提，身体要前倾，充分挺胸塌腰，从侧面看，腰背就像一张反弓。

秘诀二 昂首展翅。鸟戏取形于鹤，向后抬腿伸臂时，仿佛鹤昂首展翅一样，直腿后抬，挺胸塌腰，充分伸展腰腿，这时候腰腿都要用上劲，保持身体平衡。

保健特点

鸟戏在塌腰举腿时，腰椎向内用力，舒缓椎体间压力，同时一松一紧的反序导引，可增强腰背肌群和韧带，增加保护能力。挺胸塌腰时，引体之力从大椎一直导引到尾闾，刺激巡行于背后的督脉，生发体内阳气，可以益精壮骨。

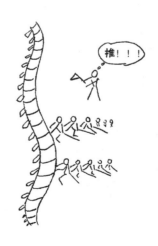

经典方剂

今天继续介绍《本草纲目》中的盐疗，教大家做款腰枕。椎间盘突出和腰肌劳损患者，可以在家里就地取材，做个腰枕辅助康复。粗盐数斤，花椒5两，干姜5两（粗切），混在一起放在铁锅炒热，装入自制的布袋，躺在床上，药袋垫在腰下。腰枕大约2厘米高，躺在上面以腰椎感觉舒适为度。药枕加热后，每天躺半个小时，凉了再炒热。粗盐的功效前面介绍了，腰枕中的花椒是炒菜时常用的，也叫蜀椒，性温，《神农本草经》中称之能除寒湿痹痛，温中下气；《本草纲目》中记载蜀椒能散寒除湿，通三焦，解郁结。干姜味辛，主发散，《本草别录》中称它归五脏，除风邪寒热。三者做成药枕，温热而用，可以活血化瘀，温中散寒，祛除腰痛。

第五节 卧虎扑食

逐节牵引,《易筋经》中的正骨法

原来脊柱上的病和直立行走有脱不了的干系。

动物爬行,腰脊是水平的,负重小,病也少。

那骡子和马呢,它们要背很重的东西,脊柱不是也很累吗?

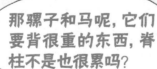

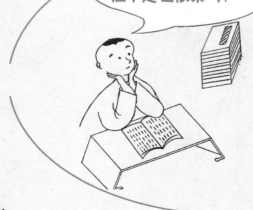

......

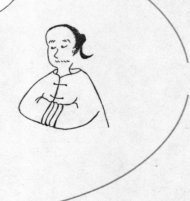

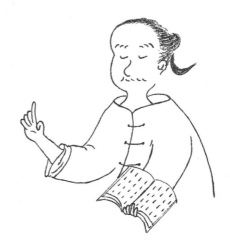

别小看骡子和马，它们很聪明，会自我放松和正骨。骡子和马干一天活下来，会在土地上滚来滚去，就是在放松和修复脊柱。今天就教大家一招放松脊柱的方法——卧虎扑食。

源流出处

卧虎扑食，源于《易筋经》，又是一个模仿动物的方法。汲取万物精华，为我所用，是祖宗的大智慧，中医和导引就是典型代表。

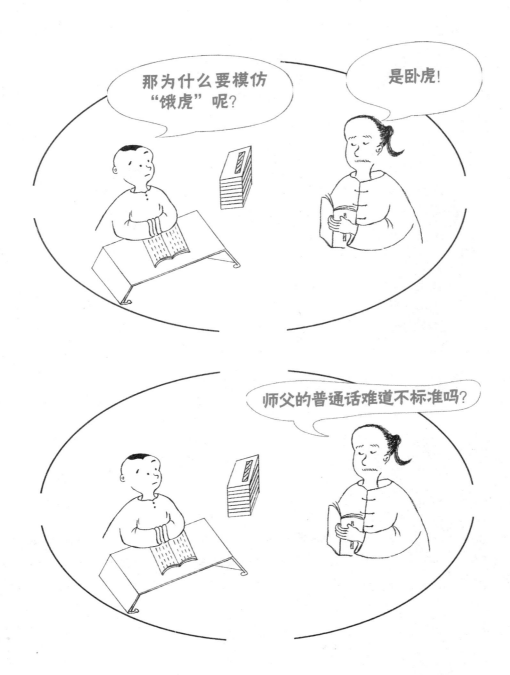

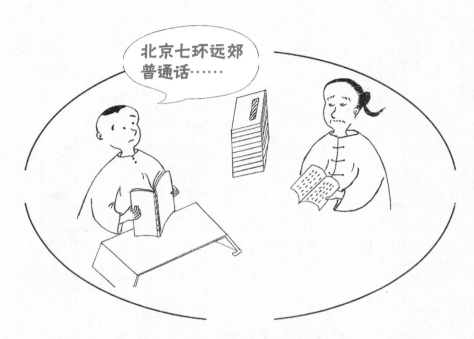

卧虎扑食仿形于虎的威猛。猫科动物最大的特点是什么？腰脊柔软，动若无骨。这一式通过蹲身似倾，昂首前探，以降龙伏虎之势，锻炼脊柱，强筋正骨。

跟着师父学导引

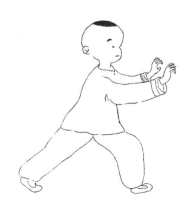

丁字步站立，一腿微屈，一脚点地，两臂体侧放松，然后向前迈一大步，成弓箭步，两手顺势弧形前扑，掌变虎爪。

接下来，重心后移，后腿弯曲，两爪向下收至小腹前，收腹，含胸，弓背，低头，像虎扑食前的准备动作。

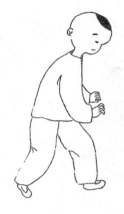

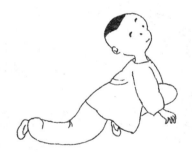

紧接着，躯干由腰胯到胸逐节蠕动伸展，两臂随之弧形前扑，随后上体下俯，两爪按地，后腿微屈，脚趾着地。

整个身体弧形上引，抬头，挺胸，塌腰，略停2秒，最后慢慢起身，收脚，向后转身，再做另一侧，重复上述动作。

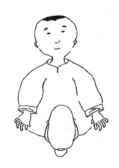

功夫秘诀

秘诀一 躯干蛇形蠕动。蠕动是个难点，由腰胯开始，从下往上，逐节伸展，脊柱由弓身驼背，变成反弓塌腰。与此同时，肩臂放松，随躯干蠕动自然前扑。

秘诀二 身体引成反弓。俯身下按时，充分抬头，塌腰仰体，从脖颈到胸腹充分拉伸，打侧面看，身体就像一张反弓。引体的同时，保持身体平衡。

保健特点

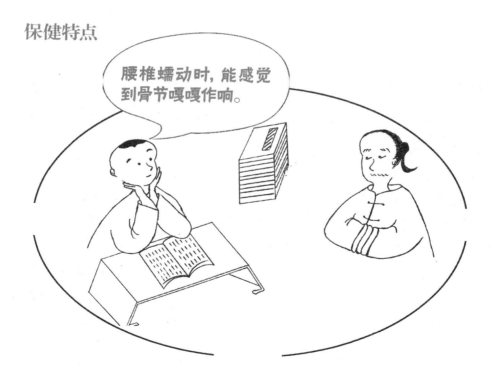

腰椎蠕动时，能感觉到骨节嘎嘎作响。

脊柱劳累一天之后，椎骨之间会有细小的错位，做卧虎扑食时，像梳理链条一样，逐节屈伸牵引，一节一节强筋正骨。最后是在反弓状态引体，减轻椎间盘膨出症状。这个动作不仅适合腰椎不好的人，还特别适合女性朋友，这种大幅度的反弓拉伸，可刺激巡行在体前的任脉。任脉虚弱，容易内结症聚，所以有子宫肌瘤的朋友多练这个动作，既可强健筋骨，又能活血化瘀，一举两得。

经典方剂

今天介绍《本草纲目》中的五加皮酒。俗话说，宁得一把五加，不要金玉满车。五加皮是祛风湿、强筋骨、活血消肿的良药，古代医书中多有记载。相传清太医用五加皮酒治好了皇子永琰（后来的嘉庆帝）的风邪湿毒，于是乾隆将该酒封为宫廷御酒。五加皮酒的制法：五加皮，洗刮去骨，煎汁，加入曲米酿成酒。《外科大成》中也记载了五加皮酒，五加皮、当归、牛膝各少许，用无灰酒适量煎，温服，祛风湿痿痹，壮筋骨。无灰酒就是上好的黄酒。古代为了控制酿酒的酸碱度，要加石灰；如果酿出的酒刚刚好，就不用再加石灰了，所以无灰酒也是没有添加剂的酒中上品。

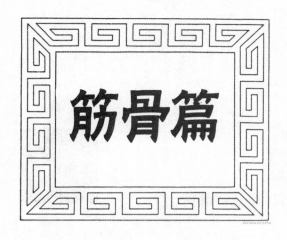

筋骨篇

第三章
祛除背痛，解决躯体精神双疲劳

　　有一种痛，摸不着，够不到，疼起来让人心烦意乱。这种痛，就是背痛。随着前来咨询的人越来越多，导引子发现，背痛简直就像一种"流行痛"，男女老少中招的奇多。于是导引子带着甘草，洒扫庭院，又开办了第二期公开讲座，主题就是背痛。

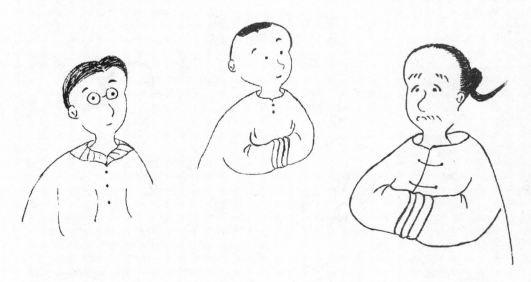

第一节 出爪亮翅

《易筋经》中的补虚劳、祛背痛法

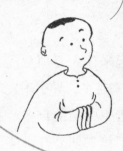

背痛也和腰椎一样，是筋骨的病吗？

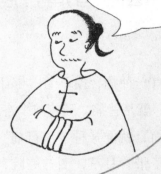

不完全是，好多背痛是身心疾病。

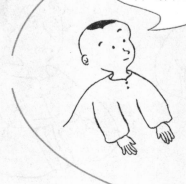

哦，也就是说我如果不高兴了，可以引起背痛。

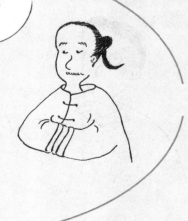

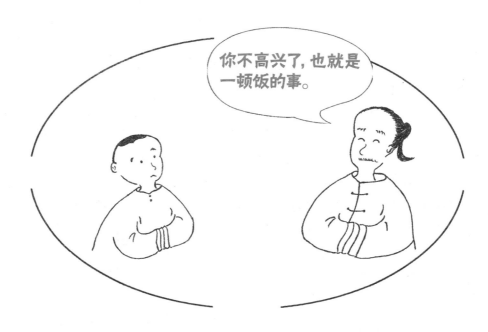

背痛是个世界性难题，患病的人很多，背痛犯起来，揉不到，摸不到，让人痛苦不堪。

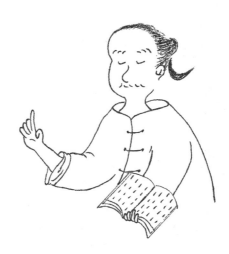

源流出处

出爪亮翅，源于《易筋经》。导引和中医，在许多方面很相似，殊途同归。

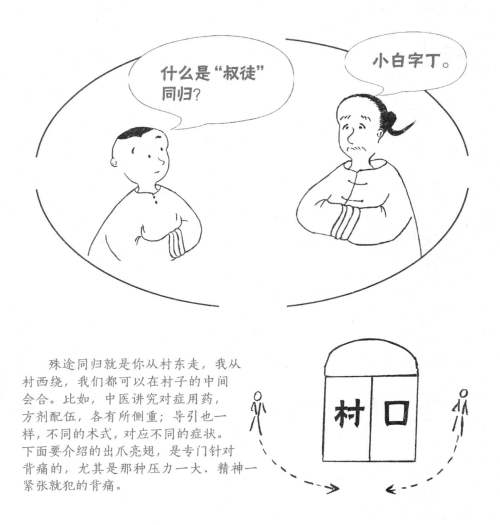

殊途同归就是你从村东走，我从村西绕，我们都可以在村子的中间会合。比如，中医讲究对症用药，方剂配伍，各有所侧重；导引也一样，不同的术式，对应不同的症状。下面要介绍的出爪亮翅，是专门针对背痛的，尤其是那种压力一大、精神一紧张就犯的背痛。

跟着师父学导引

古本《易筋经》里是这样说的：挺身兼怒目，推手向当前，用力收回处，功须七次全。

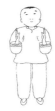

坐着、站着都可以，屈肘，两掌收至胸前，掌心相对，展肩扩胸，藏头缩项，微微抬头，慢慢吸气。

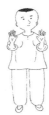

然后两肩放松，眼睛看前方，两臂慢慢向前推出，掌指渐渐撑开，手指用力，怒目圆睁，缓缓呼气，吸短呼长。

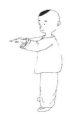

略停2秒后，两掌放松，屈肘，收臂，两掌慢慢收至胸前，再重复上面动作数次。

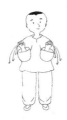

做完这些慢引动作后，进入第二个环节，将两掌用力快速推出，然后握拳快速收回，重复数次。

功夫秘诀

秘诀一 慢引时内劲不断。出爪亮翅前半部分是慢引，外形缓慢，内劲充盈。怒目出爪时，力达掌根，屈肘回收时，感觉后背能夹支笔，配合吐纳，开合胸廓。

秘诀二 快引时如推杠铃。向前快速推动时，要极力推收，向前推掌时，五指贯上劲力，像推小杠铃一样推出双掌，然后握拳迅速回收，后背肌肉快速收缩。

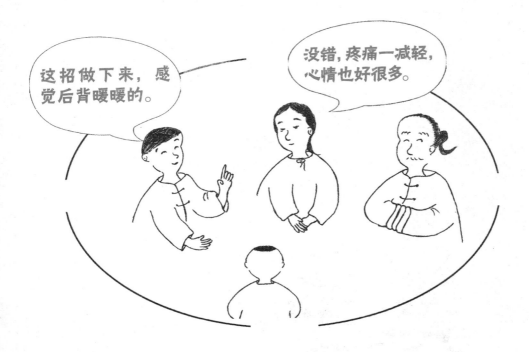

　　背痛是典型的身心疾症，身体疲劳和心理焦虑都会引起背痛，因为它们都会产生不好的代谢产物，这些东西就像腐蚀剂，在身体里游走，哪的气血弱，它就停留在哪里，堵塞经络，刺激肌肉，产生痛感。因为背部是人体最弱的地方之一，所以酸痛也就最明显。练习出爪亮翅时，慢引时配合吐纳，侧重于吐气，可以疏通经络气血，同时使副交感神经兴奋，这个神经能让紧张的心境松下来。后面的快动环节是收缩背部肌肉，排除废物，除旧纳新。

经典方剂

　　今天介绍《普济本事方》中的水瓜煎，项背强痛，不能扭转，都可以用这个方子。宣州木瓜 1 个（取盖去穰），没药 1 两（研末），乳香 1/2 两（研末）。上二味纳木瓜中，用盖子合了，竹签定之，饭上蒸三四次，烂，研成膏子，每次服 3 小匙，一盏温黄酒送下。宣木瓜性温，有舒筋活络、祛风湿痹等功效，《本草纲目》记载："木瓜处处有之，而宣城者为佳。"宣木瓜早在南北朝时期已定为贡品。乳香与没药均为散瘀止痛之品，是配伍常用之药。乳香辛温香润，能于血中行气，兼能舒筋活络，长于止痛；而没药苦泄力强，行瘀散血，长于消肿。一偏调气，一偏行瘀，对气血凝滞疼痛之证，取效尤捷。

倒拽九牛尾

引动夹脊,展筋活络通气血

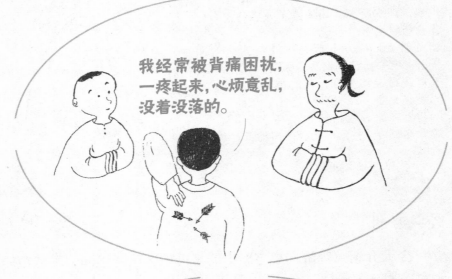

我经常被背痛困扰,一疼起来,心烦意乱,没着没落的。

后背是个死角,自己够不到。我找过很多次按摩师父,当时很舒服,过几天一劳累,疼痛就像流感一样,卷土重来。

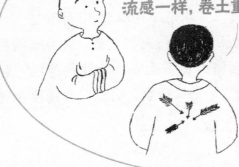
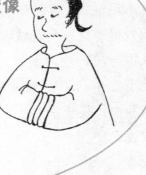

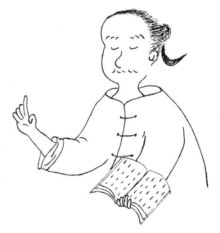

按摩和理疗是身体外部的劲儿，能帮着解痉化瘀，缓解疼痛，可身体里面的结构并没有改变。导引是身体内部的劲儿，可以改变筋骨肉。这么说吧，导引就像后天的柳叶刀，能雕刻出最健康的你。今天继续教导引祛背痛的方法——倒拽九牛尾。

源流出处

倒拽九牛尾，源于《易筋经》。康复筋骨上的病，《易筋经》是一味"良药"，不用针，不用刀，用筋骨之力化解筋结瘀滞。倒拽九牛尾，就是专门针对背痛的方法。

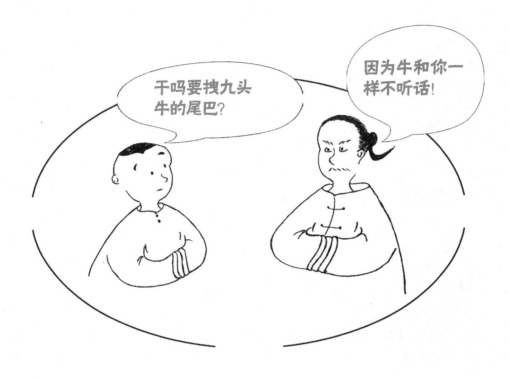

干吗要拽九头牛的尾巴?

因为牛和你一样不听话!

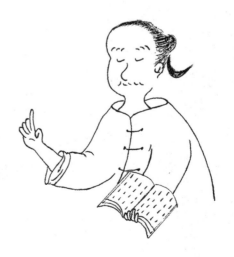

　　倒拽九牛尾，这名字听着就有劲儿，仿佛和九头牛较劲儿。没错，清代来章氏本《易筋经》中是这样说的：小腹运气，空松前跪，后腿伸直。二目观拳，两膀用力。

跟着师父学导引

两腿前屈后伸，成弓步，两臂也前后打开,前高后低,两手握拳，手臂和腿前后的顺序成顺势。

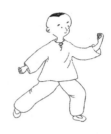

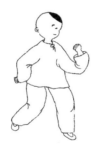

随后，身体重心后移，后腿微屈，转腰发力，以腰带肩，力贯两臂，屈肘内收，仿佛拽九牛之尾。

然后，身体重心再前移，成弓步，腰顺势回旋，带动展肩伸臂，成开始时的姿势，重复3次拽牛尾。

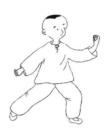

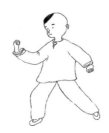

做完后，脚下换步，再做另一侧的倒拽牛尾，动作相同，方向相反。

211

功夫秘诀

秘诀一 劲贯全身。这个动作关键在内劲上，好像真有九头牛在你面前，双手似握九牛之尾，运足气力，力从脚下发，腰为枢纽，力贯两臂，手上的劲是腰力的延伸。

秘诀二 以气合力。俗话说不能泄气，凡是出大力气时，一定是以气助力。倒拽九牛尾练的就是气力，以气催力，拽牛尾时，轻轻憋口气，气力相合，前后松展时，缓缓吸气。

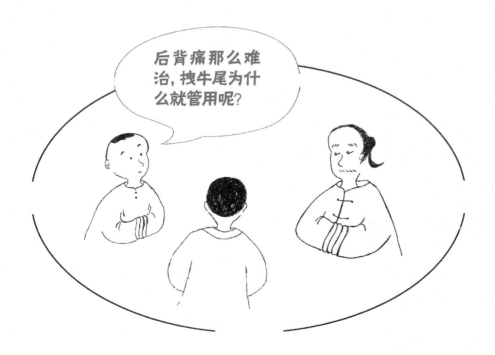

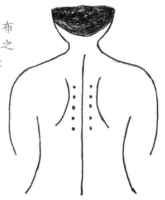

后背是保健的众矢之"地"，夹脊穴就分布在脊柱两侧，当年华佗发现这些穴位能治五脏之疾。现代研究也证实，夹脊穴对调理植物性神经有特效，对焦虑性背痛尤其管用。但夹脊穴深在皮肉之下，又紧挨内脏，很难用针灸、药物进行治疗。当年，华佗用夹脊穴治病时，是用绳索牵引两肘，和拽牛尾很像。倒拽九牛尾恰好能够引动夹脊，通过旋腰屈伸，两膀前拽后拉，肩胛前后揉搓，以夹脊为中心开闭行气，达到祛背痛、舒情志的作用。

经典方剂

今天介绍苦酒麦麸贴，其对虚劳风寒引起的背痛有不错的效果。以醋拌麦麸蒸热，盛袋，熨伤折处，止痛散血。麦麸 3 斤，陈醋 1 斤，搅拌均匀后加热，放入布袋，热敷后背，把握温度，慢慢挪动，微微出汗后，背痛即轻，麦麸可反复加醋使用。

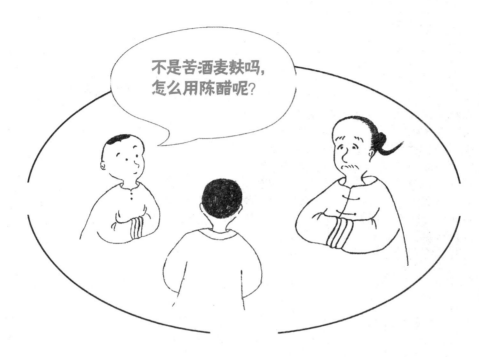

陈醋就是苦酒，同为酿造而来，为了有别于醇酒，称为"苦酒"。其既可食用，又可药用，扁鹊称它可以"理诸药"。上好的陈醋能软坚散瘀、疏通经络、祛风散寒。麦麸类似于浮小麦的功效，麦麸和陈醋一起趁热使用，能浸透腠理，活血化瘀，通络止痛。陈醋一定要选择酿造的、两年以上的，效果才好。

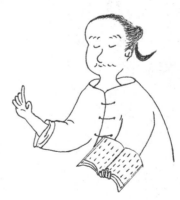

引背

《诸病源候论》中的祛背痛导引法

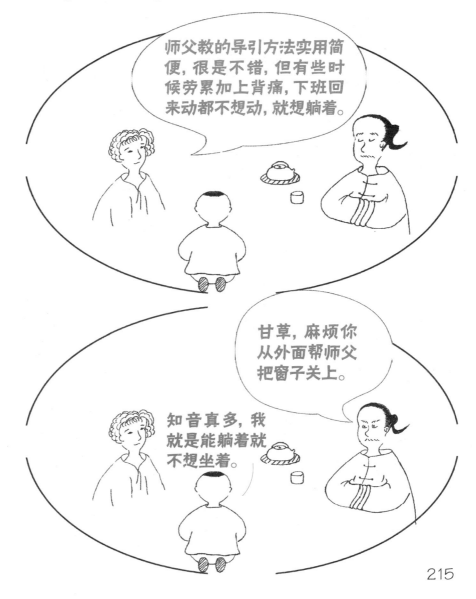

师父教的导引方法实用简便，很是不错，但有些时候劳累加上背痛，下班回来动都不想动，就想躺着。

甘草，麻烦你从外面帮师父把窗子关上。

知音真多，我就是能躺着就不想坐着。

215

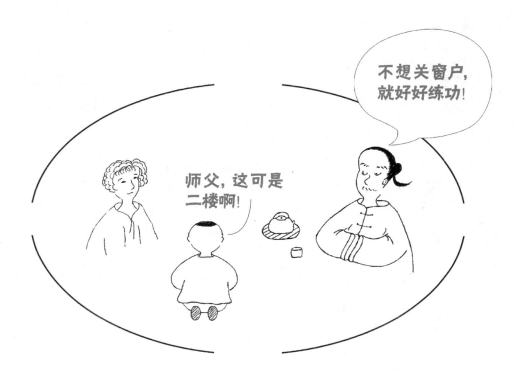

师父，这可是
二楼啊！

不想关窗户，
就好好练功！

烦劳耗阳，背痛往往是在人体阳气最弱、最疲惫的时候发作。懒得动，是因为阳气太弱了，这时候可以冲个热水澡，从后脑一直冲淋到后背，几分钟即可。洗澡是一种水疗、热疗加按摩，温热的水流之力对经络窍穴是一种良好刺激，可以快速散瘀升阳，缓解疼痛，对单纯性背痛效果不错，对心血管病人或其他脏器病变诱发的背痛不适宜者。冲热水澡是应急之选，祛除背痛的长远之计还是让自身变强。今天再教大家一种很实用的导引方法，坐着都能练的引背。

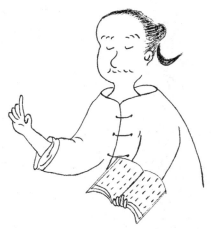

源流出处

引背，源于《诸病源候论》中的祛风劳导引法。前面提到过这部中医典籍。全书的重点在病因、导引和其他养生方法上。一千多年前，古人就把治未病和医体结合做得这么好，想想都令我们汗颜。书中有很多祛背痛的导引处方，引背令柔，解痉化瘀，诸病杂症，各取所需。

跟着师父学导引

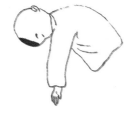

坐好，塌腰含胸，两臂体前放松，就是瘫坐的那种状态。

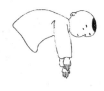

深吸一口气，然后左臂前下伸，有种使劲儿够东西的感觉。右臂稍稍上提，感觉后肩胛骨之间拉开，慢慢呼气。

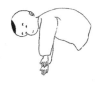

使气极然3秒，就是牵拉到极限，气息呼尽，坚持3秒；然后放松吸气，换另一侧。

左右各做数次后，两臂松垂，微微弓背，两肩像两个车轮一样，依次向前转动，带动肩胛骨绕动数次。

功夫秘诀

秘诀一 圆背。就是有点驼背时的感觉，这个时候肩胛骨是向两边分的，膏肓穴显露出来，能很好地牵拉刺激到。

秘诀二 揉开背后小筋结。上下抻拉时，两个臂膀形成上下挣力的劲儿，关键是把后背横向拉伸，左右互换，像揉背一样，把后背里面不通的小筋结揉开。

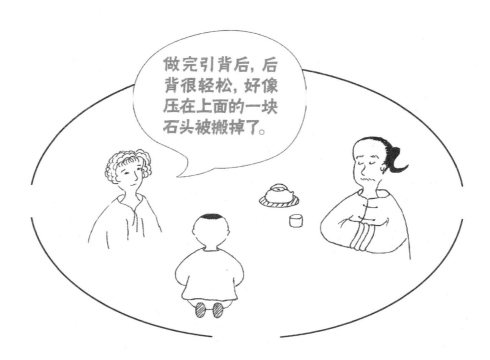

做完引背后，后背很轻松，好像压在上面的一块石头被搬掉了。

后背是人体气血运行的第二关，又称为"铜墙铁壁关"。这个地方经络穴道错综复杂，气血不宜通行，所以久滞则瘀，筋膜粘连，不通则痛，很多代谢的废物堵在这里，刺激痛感神经。做引背时，就像揉面一样，对后背进行了开合拉伸的刺激，把小筋疙瘩揉开，补给养料，带走垃圾，通则不痛。

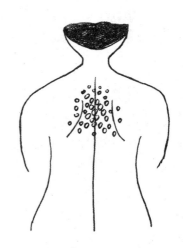

经典方剂

今天介绍姜汁熨，在家就地取材，祛背痛很方便。生姜1斤，细细切碎，加入少许白酒，放入生面粉，上锅炒热，放入布口袋中，缓缓热熨后背，稍凉后再加热，反复热熨，微微出汗后，背痛缓解。一片生姜胜丹方，一杯姜汤保健康。姜自古以来就是常用良药。《药性赋》赞誉其"味辛，性温，无毒，升也，阳也；其用有四：制半夏有解毒之功，佐大枣有厚肠之说，温经散表邪之风，益气止胃翻之哕"。《本草纲目》中几十次用到了姜，说它"生用发散，熟用和中"。姜汁同白酒一起热熨后背，可以升阳祛风，通经活络，其中的面粉可以保持热度。

挽弓

小劳术中的练筋散瘀法

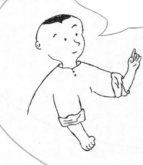

师父，很多身体酸痛，好像都和代谢垃圾有关。

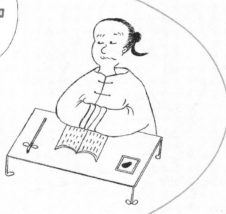

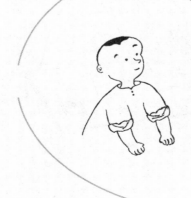

没错，肌肉酸痛，多是由于缺氧、乳酸堆积刺激引起的。

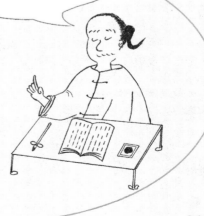

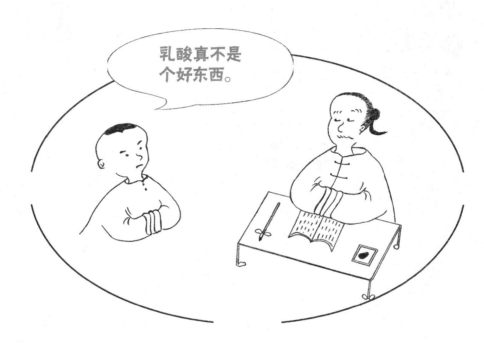

乳酸真不是个好东西。

乳酸也并不完全是个坏家伙，它是一种代谢的中间产物。在有氧运动时，乳酸还可以继续燃烧供能，随汗液和呼吸排出体外。所以，在僵坐了一天之后，适当进行慢跑、快步走、导引等有氧运动，相当于给身体做扫除的同时补给养料。今天就再教诸位一种扫除后背疼痛的方法——挽弓。

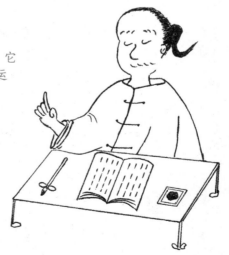

源流出处

挽弓，源于小劳术，小劳术是古代典型的运动处方。古代医生治病，非常注重人体自身的康复能力，勤于导引，动诸关节，身体内的气血才能像溪水长流，纳新祛陈，百病不滞。挽弓很有特色，像拉硬弓，射大雕一般，通过臂膀较力，运转周身，从而达到化挛解瘀、揉背祛痛的作用。

跟着师父学导引

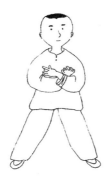

向左侧开一大步，两臂交叉抱在胸前（左手在外），然后左手变八字掌，右手变勾手。

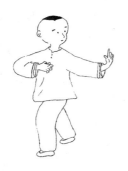

左腿弯曲成弓步，同时向左后方转身，一边转体，一边拉弓射箭，两手向两侧拉开。

在弓步状态下，努力向左后方转体，展胸夹背，八字掌坐腕竖指，勾手如钢，两臂对拉。

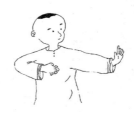

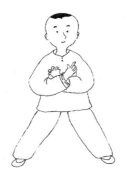

略停2秒后，手臂向两侧打开落下，收脚成并步，再向另一侧开步，重复上面动作。

功夫秘诀

- **秘诀一** 开硬弓，射大雕。向后转体时，脚下要固定，像树有根基一样，加大腰身的扭转，同时要有开硬弓射大雕的劲力，充分展胸夹背，手臂向两侧对拉用力，肩背横向拉伸。

秘诀二 以气催力。肌肉收缩是外在的力，呼吸吐纳是内在的劲，合在一起才叫劲力。合抱胸前时缓缓吸气，以吸蓄力，拉弓射箭时缓缓呼气，推助气血运行。

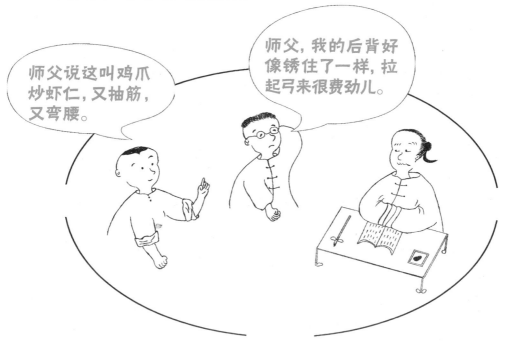

长期背痛的人，后背会有很多小筋结，一不小心就会拉伤，做的时候要悠着劲儿，慢慢把小筋疙瘩揉开。

背痛多见于伏案一族，是因为长时间低头久坐，精神紧张，肩背过度曲张，养料供不上来，代谢的废物又排不出去，后背便常常处于僵痛状态。挽弓特别适合伏案一族，站起来就能做，拳打卧牛之地。做挽弓时，一身气血周流，脚下是弓箭步变化，拧腰转体，牵拉两胁，充分疏泄肝气，缓解肝郁；引弓射箭时，后背张弛有度，揉筋散瘀。

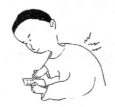

经典方剂

今天介绍红花酒，也叫红蓝花酒。红花 15 克，上好的黄酒200 毫升，小火煎煮，饮酒微出汗，能去各种体痛，包括后背痛。在有些版本中，也有记载用白酒做红花酒的。

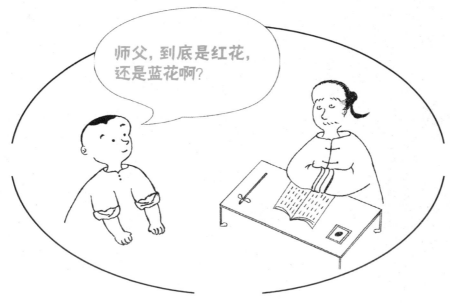

师父，到底是红花，还是蓝花啊？

红花也叫红蓝花，性味辛温，能活血通经，去瘀止痛，是行经止痛的常用药。《医林改错》中将红花用在血府逐瘀汤中，用来活血祛瘀，行气止痛，治疗胸痛、头痛日久不愈，痛如针刺等症。

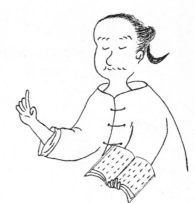

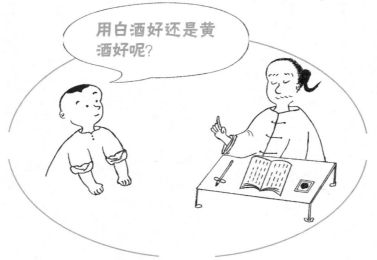

用白酒好还是黄酒好呢？

酒，主要是用来行药性、通经活络的，白酒性烈，黄酒温和，我比较喜欢用黄酒。

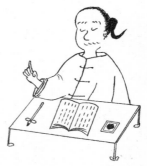

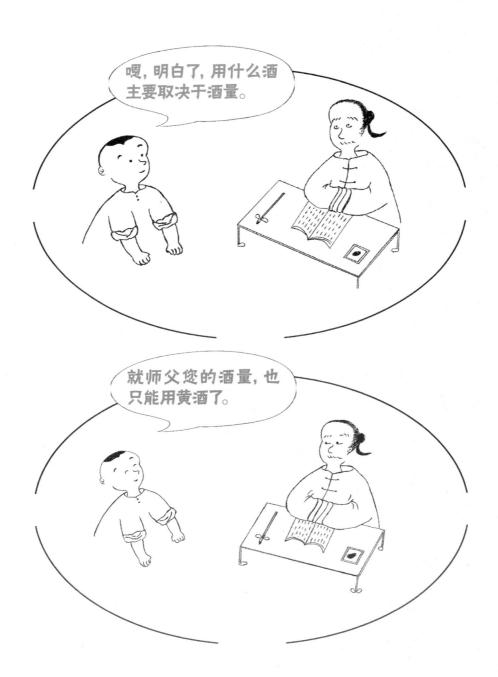

摇辘轳

运动膏肓,除一身之疾

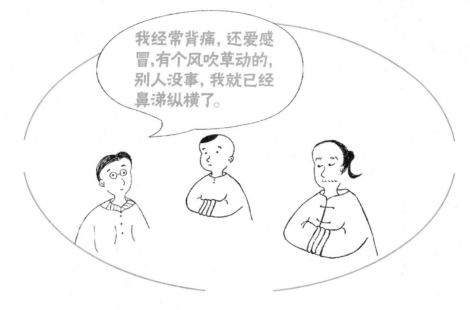

我经常背痛,还爱感冒,有个风吹草动的,别人没事,我就已经鼻涕纵横了。

经常背痛的人,常常伴有身体的虚劳。背痛不单单是肌肉在作怪,后背深处有个重要地方,叫膏肓穴,邪气一旦入侵膏肓穴,便很难医治。

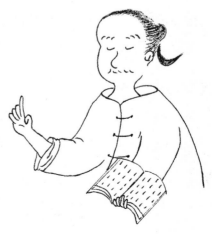

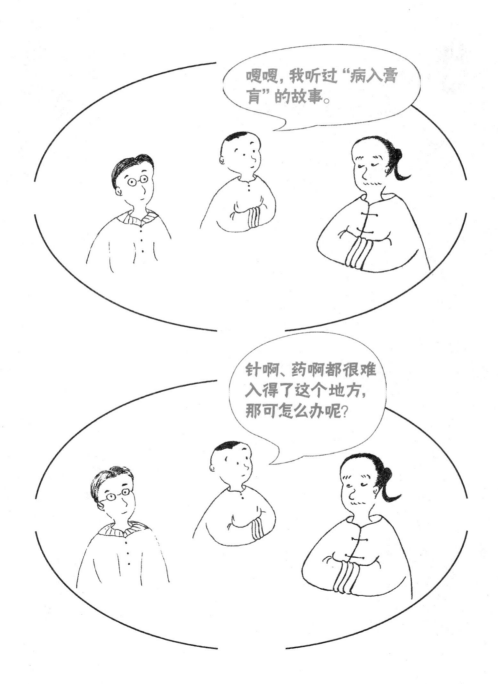

用导引的方法,中医有句谚语叫"运动膏肓,除一身之疾",经常活动膏肓,不仅可以祛除背痛,还可以使身体越来越强壮。《千金方》中记载:"膏肓主治虚羸瘦损,五劳七伤……百病无所不疗。"今天就教大家一种导引膏肓的方法——摇辘轳。

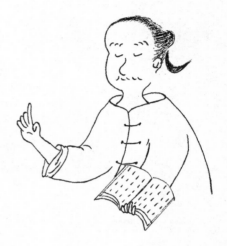

源流出处

摇辘轳,源于十二段锦。辘轳是以前井边打水的摇车,使劲摇转辘轳把,一桶清凉的井水就提上来了。摇辘轳,就是模仿摇动辘轳打水的动作。很多导引动作都是从生活中走出来的。劳筋骨常常是治愈疾病的好方法,人在劳作时,气血周流,有点沉疴小疾也被冲洗干净了。

跟着师父学导引

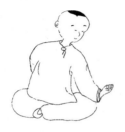

盘腿而坐，先做单摇，两手在腰后，随后左转腰，左臂屈腕提至肩前，向左前方做摇转辘轳，收臂伸臂时配合左右转腰。

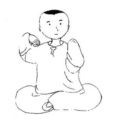

单摇左右各做6次，然后做双摇，两手指尖放在肩上，向前绕动两肘，再向后绕动，前后各绕动6次。

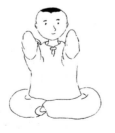

最后做交叉摇，两手仍在肩上，两肘尖一前一后打开，然后同时向上抬起，两肘交替向前后打开，循环绕动6次。

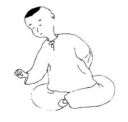

交叉摇也是左右交替，各做6次，所有的摇转做完后，再依次重复单摇、双摇、交叉摇。

功夫秘诀

秘诀一 真假摇辘轳。手臂摇转是假，腰背运转是真，做单摇时，仿佛提起一桶水，要用左右转腰的劲儿带动手臂。双摇前绕时，含胸松肩。后绕时，展肩扩胸，以加深对胸背的刺激。

秘诀二 交叉摇时，腰背肩如齿轮转动。交叉摇的关键是腰背肩的配合，左肘在前时，腰的左侧前转；右肘在前时，腰的右侧前转，整个腰背肩就像齿轮一样转起来。

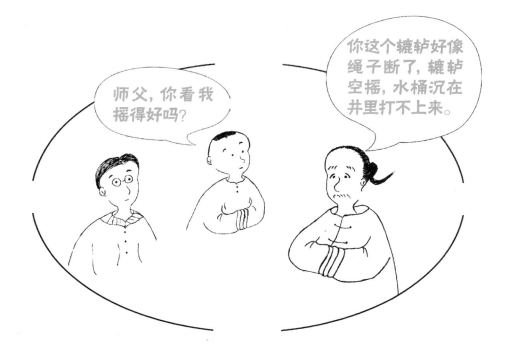

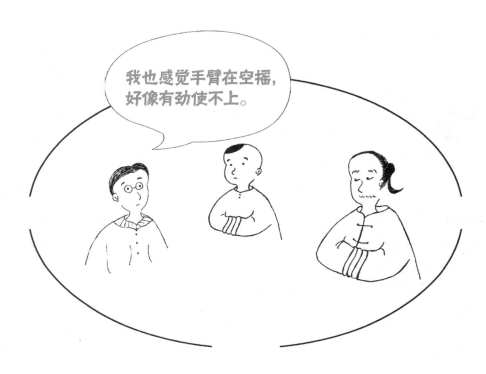

摇辘轳时，三分形似，七分内劲，手臂相当于辘轳杆，内劲的源头在腰背。摇转时，不要想手臂的动作，要想腰背的转动，手臂仿佛是长出的腰节，通过腰背和胸廓有规律地转动开合，从而刺激膏肓，通经活络，通则不痛。

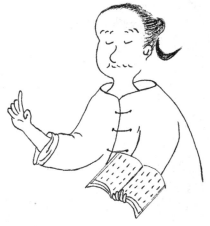

经典方剂

今天介绍天麻丸，李时珍用此丸来消风化痰，祛心胸烦闷，项急，肩背拘倦。取天麻 1/2 两，川芎 2 两，研末，炼蜜丸如芡子大（也叫鸡头米，比黄豆略大），每饭后嚼 2 丸。天麻性味温辛，是除风祛痛的良药，《日华子本草》中称它能"助阳气，补五劳七伤，通血脉，开窍"。川芎帮助辛散解郁、通达止痛、壮筋骨。二者搭配起来，可活血、祛风、止痛，有助于祛背痛，也可用于偏头痛。

蜂蜜可以和百药，祛众病。蜂蜜黏度高，并含有大量的还原糖，能防止药材有效成分的氧化变质。炼蜜丸时，冷锅下蜜，文火加热，不停翻炒，不使粘锅，直到蜜汁发黄，起泡，放入药粉，继续翻炒，成面团后，揉压摔打，直到不粘手。然后搓成条，用刀截小段，手搓成小药丸。

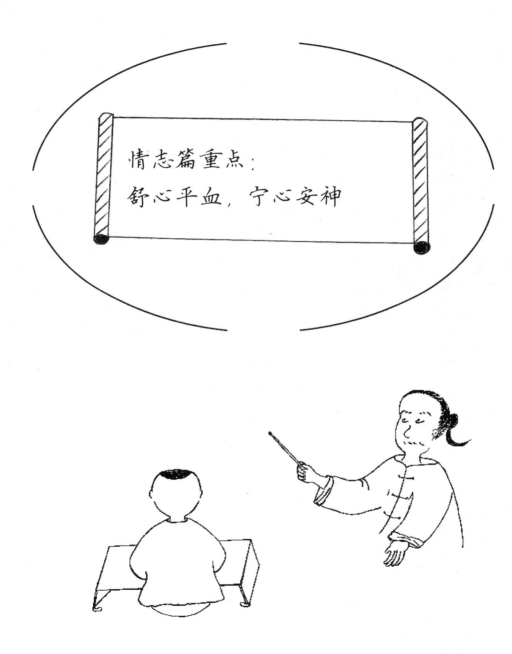

情志篇重点：
舒心平血，宁心安神

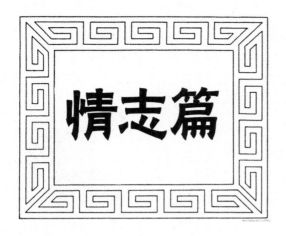

情志篇

第一章
舒心平血，降压有方

　　空闲的时候，导引子经常被邀去做一些讲学。他很高兴，终于有越来越多的人开始真正关爱自己的身体，喜欢听他"卖瓜"了；甘草也很开心，跟着师父可以混吃混喝。这一日，师徒俩应邀来到一个山上茶庄，和一群朋友吃茶练功。

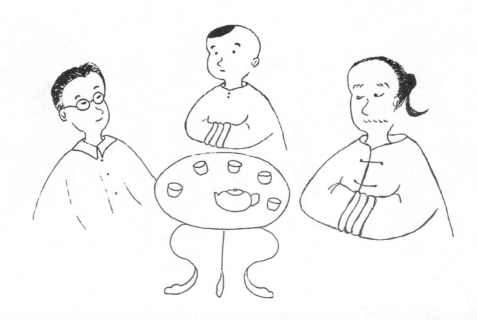

第一节 五劳七伤往后瞧

八段锦中的补虚劳平压法

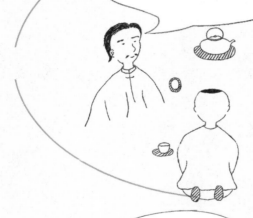

高血压很麻烦，离不开药，还不能根治，就像头上悬把利剑，得时刻小心。

确实麻烦。

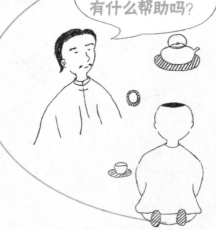

练导引对高血压有什么帮助吗？

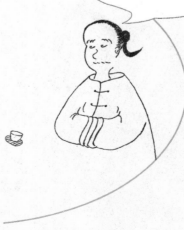

当然有帮助，并且效果明显。

导引注重对肢端末梢的有序刺激，可以通经活络，缓解小动脉痉挛。导引时气息结合，柔和缓慢，对副交感神经最有好处，这个神经主管血压。练导引讲究身心相依，紧张的心境随之放松，好处不言而喻。今天就教大家一招辅助治疗高血压的方法——五劳七伤往后瞧。

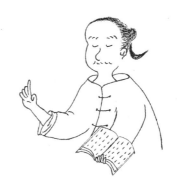

源流出处

五劳七伤往后瞧，源于八段锦。

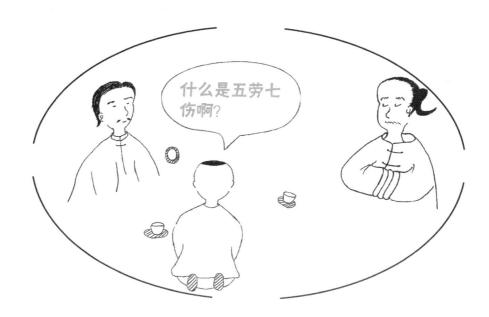

五劳七伤概括了生病的原因，五劳为久视伤血，久卧伤气，久坐伤肉，久立伤骨，久行伤筋。七伤为太饱伤脾，大怒气逆伤肝，房劳过度、久坐湿地伤肾，过食冷饮伤肺，忧愁思虑伤心，风雨寒暑伤形，恐惧不节伤志。

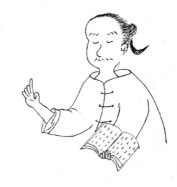

原来看似不经意的小事儿，都是导致百病丛生的劣根。

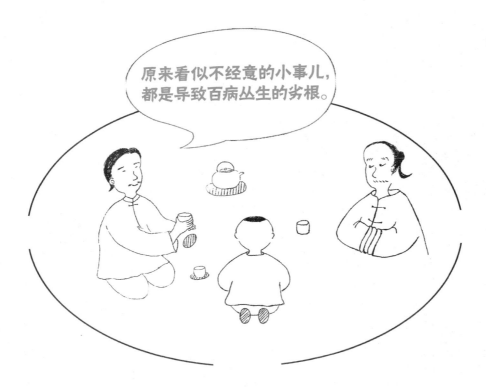

所以啊，这养生，其实就是
"养慎"的过程，防微杜渐，
克制有节，便是最好的养生了。

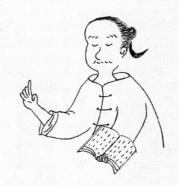

跟着师父学导引

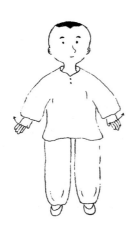

自然站立，手臂垂于体侧，掌心
朝后，然后两臂充分向外旋转，像拧
毛巾一样，掌心经前转向侧后方。

241

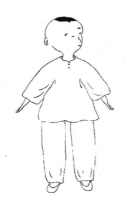

旋臂的同时，头向左后方转动，眼睛看斜后方，展肩，挺胸，夹背，略停2秒，缓缓呼气，凝神定气。

接下来，松腰敛臀，两腿微屈，同时，转头含胸，两臂回旋按于髋旁，像轻扶在桌子上一样，调整呼吸。

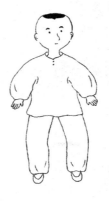

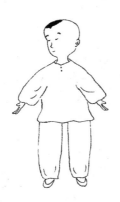

再自然站立，两手下垂，重复上面动作，向右后方转头，同时旋臂，左右后瞧交替进行。

功夫秘诀

秘诀一 旋臂像拧毛巾。旋臂是这个动作的关键点,五指张开,小拇指一侧用力,手臂充分外旋,像用力拧毛巾一样,由旋臂带动两肩后张,展胸夹背。

秘诀二 后瞧时颈肩挣力。向后转头时转到极限,同时要注意,转头不转体,胸要留住,旋臂和转头形成一个相互对拉拔长的力,以加深对脖颈、手臂的刺激。

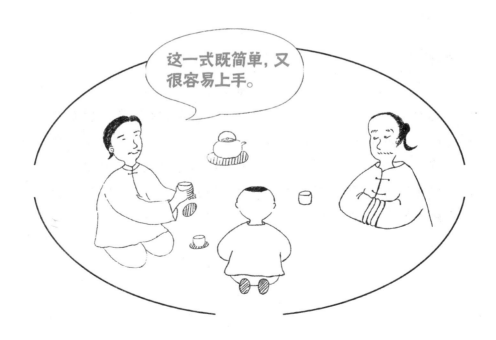

它最独特之处，在于巧妙地运用了旋转之劲。向后最大限度转头时，刺激的是颈部的颈动脉窦。古法中有"抹桥弓"降压法，通过缓慢摩擦脖颈两侧，刺激压力感受器——颈动脉窦，从而起到舒心平血的作用。这一式和"抹桥弓"有异曲同工之处，通过缓慢转头，可以温和刺激颈动脉窦。转头时还可刺激大椎穴，该穴在颈后最高点，又名百劳，可以平衡阴阳。这一式还有旋臂，像拧毛巾一样，刺激巡行在手臂上的经脉。几种方法综合在一起，从而起到补虚祛劳、舒心平血的作用。

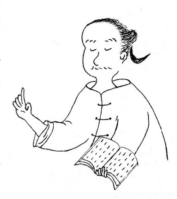

经典方剂

今天介绍荷叶粳米粥，这款粥非常适合肥胖、血压又高的人。新鲜嫩荷叶半张，洗净，粳米一把，共同煮粥，熬制黏稠后，每餐1碗，经常食用可以辅助降血压和血脂，并能够轻身减肥。荷叶性平，清香升散，归心肝经，是药食同源之品。现代研究证实，荷叶中最有效的物质是生物碱，有降血脂、平血压的作用，临床上常用于肥胖症的治疗。

攒拳怒目增气力

疏泄肝火，平抑肝阳

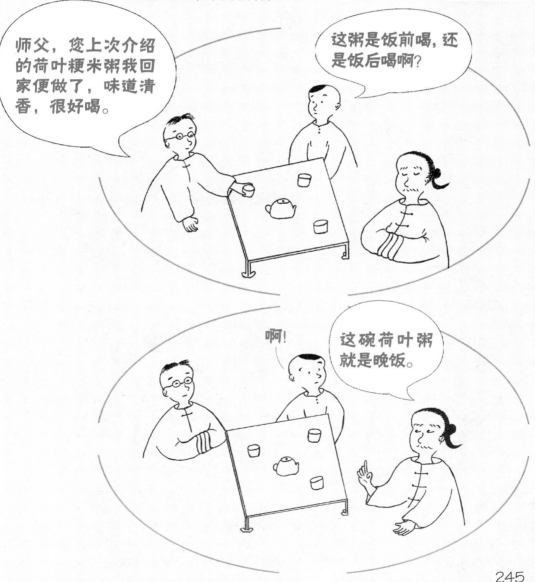

病从口入，好多病是吃出来的，现在人大多不是需要"补"什么，而是需要"不"欲什么。像这个高血压，一定要饮食清淡，出入平衡。每天多吃2克盐，血压就会升高1到2毫米汞柱。其实早在两千多年前的《黄帝内经》中就有论述："咸者，弦脉也。"弦脉，就是指血压升高而形成的直而挺的脉象，限盐本身就是一剂良方。

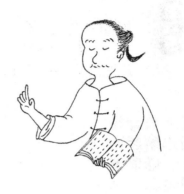

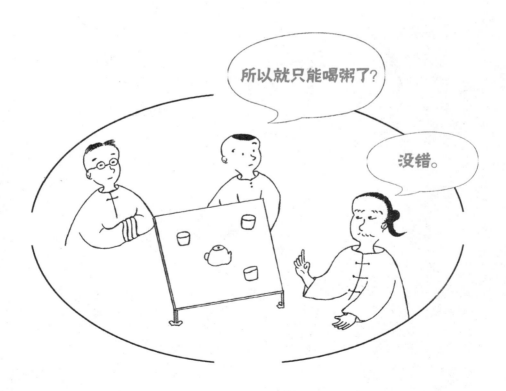

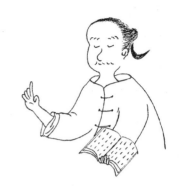

在高血压初期，通过饮食和运动调节，很多偏高的血压是可以回落的。今天教大家一招疏肝降压的导引方法——攒拳怒目增气力。

源流出处

攒拳怒目增气力，源于八段锦。

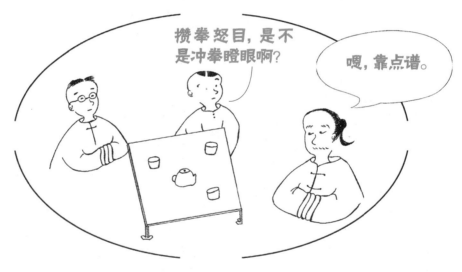

攒拳怒目，是不是冲拳瞪眼啊?

嗯，靠点谱。

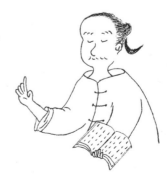

通过攒拳怒目，可调和气血，增长一身气力。气力是肝血充盈、肌肉坚实的标志，一个人要是还有把子气力，说明身体底子好，即便有病，也容易康复。这一式增长的是正气，疏泄的是邪气，虚劳头痛、肝阳上亢者，常练这一式可以起到疏泄肝火、平抑肝阳的作用。

247

跟着师父学导引

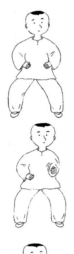

　　两腿半蹲成马步，两手握固（握拳时拇指在内），抱于腰侧，拳眼朝上。

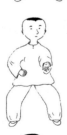

　　左拳缓慢用力向前冲出，拳要握紧，力达拳面，两臂前后拉开，同时脚趾抓地，眼睛逐渐圆睁怒目。

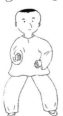

　　接下来身体放松，眼神温和，左拳变掌，转虎口朝下，由内向外做旋腕，旋绕一周后，握固收回腰间。

　　马步状态下再冲右拳，缓慢用劲，力达拳面，然后旋腕握固，两拳交替。

功夫秘诀

秘诀一 拳贯千斤。冲拳时，要慢中用劲儿，力从脚下发，传于腰，一身的劲力最后聚在拳面，两胁肋部前后拉开，冲拳的同时配合呼气，感觉呼尽体内浊气，以气催力。

秘诀二 开启肝窍。肝窍在哪啊？就是眼睛。肝主筋，开窍于目，眼睛神采的变化，是肝之气血羸弱兴旺的表现。冲拳时怒目圆睁，是通过肝窍的变化，来调节肝脏气血的运行。

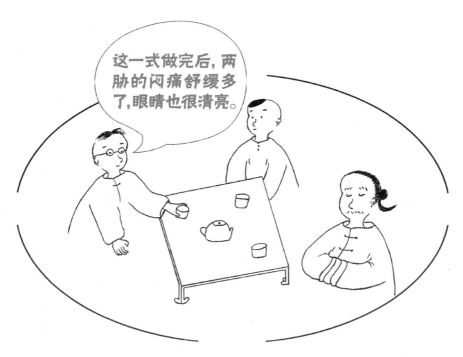

肝阳上亢、心火过盛是导致高血压的原因之一。肝藏血，喜条达，主疏泄，要想保健它，一方面得泻出其郁闷之火，另外还得畅行气血。肝的外窍是眼睛，经脉循行两胁，又主一身之筋，所以这一式通过巧妙地怒目、牵拉两胁、攒拳旋腕、马步桩功等，使肝经条达，气血周流，阴阳平衡。

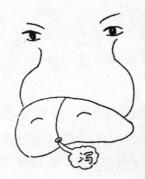

经典方剂

今天介绍菊花酒，这款酒适合高血压病人。通过这个食疗方子捎带着把酿酒学了，多了门手艺。菊花、生地黄、枸杞根各1/2斤，一起捣碎，以水10斤，煮取汁5斤。糯米5斤，拌入少量细曲末搅匀，倒入煮取的药汁，入瓮密封，候熟澄清，每餐1小杯。菊花能疏风清热，明目解郁，《神农本草经》中称菊花"久服利血气，轻身耐老延年"。生地黄能滋阴养血。枸杞根即地骨皮，也是常用的清热凉血药，现代药理研究提示其具有显著的降压、降糖作用。本方能滋补肝肾，疏利头目风热，每餐1小杯，可以辅助治疗高血压、糖尿病、动脉粥样硬化。不过，酿酒是个技术活，听着简单，做着难。刚开始时，可以先用少许的量试着来做，等技术娴熟了，再用大缸酿造。

呵字诀

六字诀中的降心火法

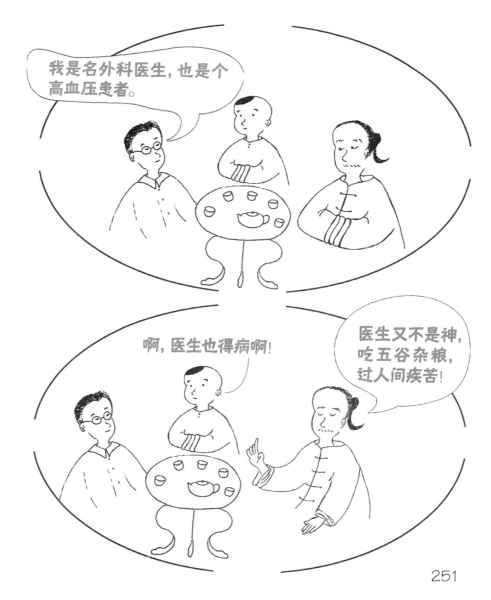

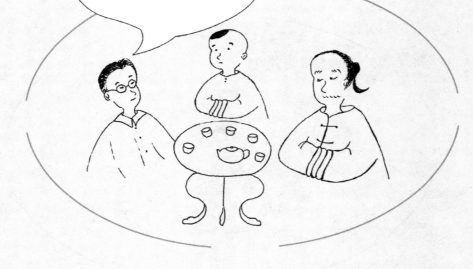

做医生压力很大，尤其是当手术刀游移在生死之间时，我都能听到自己血压上蹿的声音。

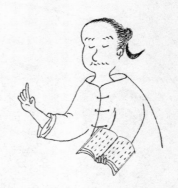

外界的压力会造成内心的焦虑，关键在于如何化解。我有一位老朋友，是心脏外科的专家，除了日常繁忙的工作外，他几十年如一日地坚持周末义务出诊，身体却一直很好。

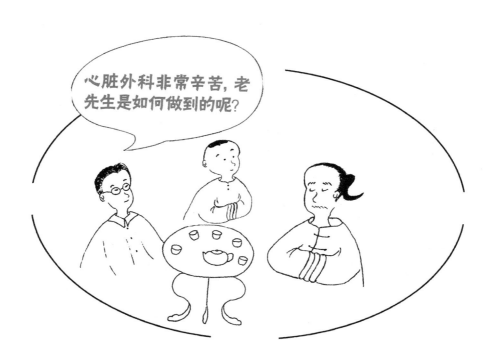

他把每一台手术都当成作品，就像一个有经验的裁缝，倒也其乐无穷；每天的时间都排得满满的，以分秒计算，也就无心顾及荣辱赞毁，反倒是躺下就睡，醒来就忙。

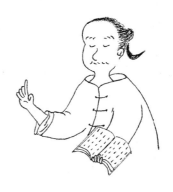

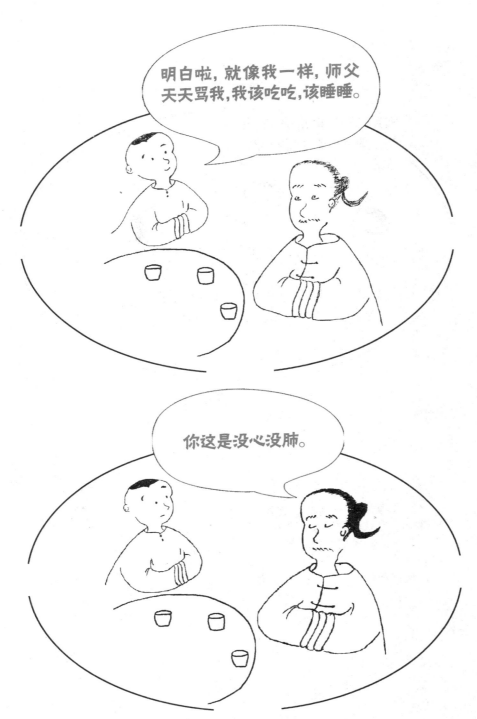

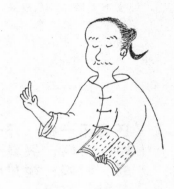

化解压力也是一种修行，老先生的做法是举重若轻。今天就教大家一招祛心烦火热的导引方法——呵字诀。

源流出处

呵字诀，源于六字诀。简单的六字诀，在它的流传中，备受医释道各家的青睐。

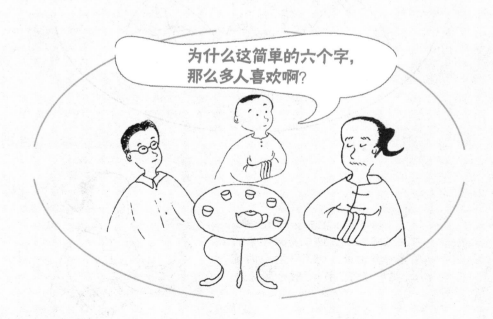

为什么这简单的六个字，那么多人喜欢啊?

255

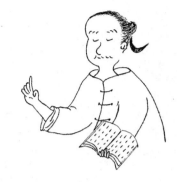

大道至简，声息应脏。不同的脏器掌管不同的声息。你想想看，人在开心时、悲伤时、害怕时发出的声音一样吗？

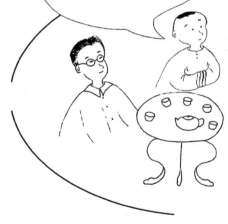

还真不一样！开心时，呵呵；哭鼻子时，呜呜；撞见老鼠时，啊啊！

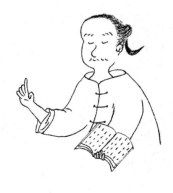

没错，五脏主五音，反过来，声息又养五脏，这就是六字诀的简单智慧之处。呵字诀对应的是心，常吐"呵"字，可祛心烦劳热。

跟着师父学导引

自然站立，松腰松胯，两膝微屈，两手捧在小腹前，像捧一汪清水，然后慢慢起身，两手捧至胸前。

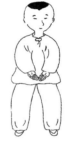

接下来，两掌内翻，掌指朝下，掌背相靠，缓缓下插到腹前，与此同时，口吐"呵"音。

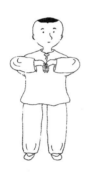

"呵"字吐气法：口型微张，舌头微微上拱，气息从舌头和上颚之间缓缓呼出，气息匀长。

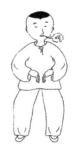

发音吐气完毕后，屈膝微蹲，两掌外拨，向外旋腕变捧掌，重复动作导引和发音吐气。

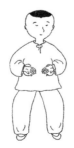

功夫秘诀

秘诀一 大呼结合细呼。大呼即发声，细呼是只吐气不发声，口吐"呵"音时，大呼 10 次，细呼 20 次。发声吐气的同时，眼神内敛，目光低垂，心意放松。

秘诀二 重在心意导引。呵字诀的动作非常简单，重在心意，两掌下插时，手指松垂，配合发音吐气，感觉一汪清泉直入胸腹，胸部舒松，小腹松沉，安逸舒适。

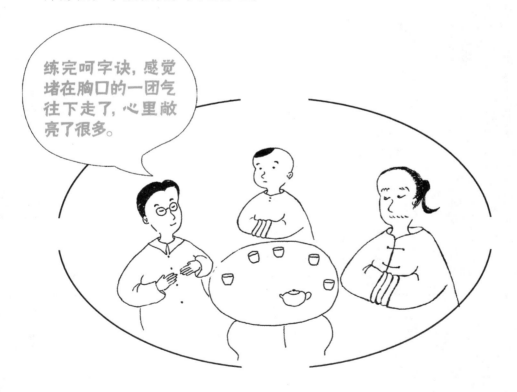

长期劳累、精神紧张或者情志过激，是导致高血压的主要原因之一。劳伤心神易导致心阳不振，心血运行迟缓，脉道不利，久之成瘀，继而形成高血压。呵字诀对应的是心，大呼时，可以通过音律的震动激发心能，补纳心气；细呼时，有助于引心意下行，让上炎的心火下降，舒心平血。

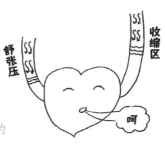

经典方剂

今天介绍胆槐丹，这个方子有平息肝风、降脂降压的作用。去掉槐实外面的果皮，放入新鲜猪苦胆内，置于阴凉处约百日，待阴干后取出槐实，储入瓶中，每天服2粒。槐实是中国槐的果实，于冬至后成熟时采摘。槐实味苦性寒，《神农本草经》将其列为上品，《本草拾遗》中记载它能除头间、心胸间热风烦闷。现代药理研究也证实，槐实中含有大量芸香苷，它能保持毛细血管的抵抗力，恢复正常弹性，还能降脂。猪苦胆味苦性寒，两者合用，有助于祛除肝热头风，头晕目眩。要注意的是，槐实、猪苦胆都是苦寒之品，只适用于有热之人服用，不适合阳虚之人。

第四节

吹字诀

吐故纳新，温养肾水

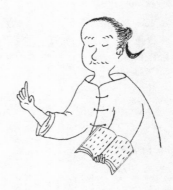

上次给大家介绍了降心火的呵字诀，今天介绍温养肾水的吹字诀，二者同练，可以水火既济，阴阳平衡。

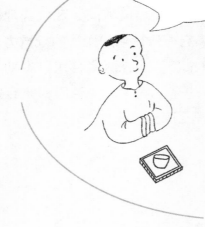

又是六字诀，这么简单的方法，一学就会了。

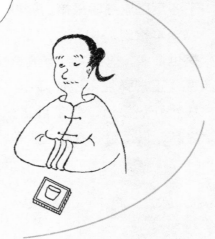

260

六字诀虽然简单，但却易学难练，这是一种心意吐纳类方法，需要沉心静气，能修持下来的，大致有两种人：一种是饱受病痛折磨，懂健康不易，也尝到了六字诀的甜头；另一种是大智慧者，像医释道大家，知安康之乐。

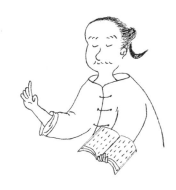

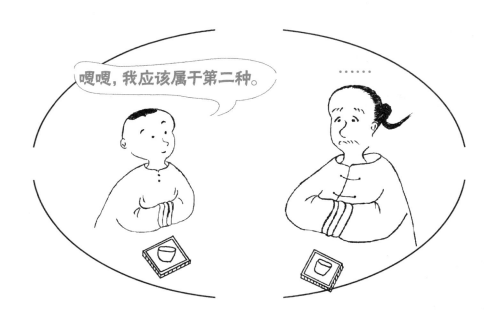

261

源流出处

　　吹字诀，源于六字诀。这个字诀对应的是肾，肾为先天之本，吹字诀不言而喻也就特别重要。战国时期的《庄子》中记载："吹呴呼吸，吐故纳新，熊经鸟申，为寿而已矣。此道引之士，养形之人，彭祖寿考者之所好也。""吹"和"嘘"两字的呼吸发音堪称六字诀功法的雏形。

跟着师父学导引

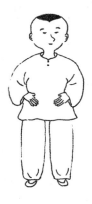

　　　　自然站立，两手轻抚肚脐，沿带脉（腰带一周）向两侧摩运，到腰后，一边沿腿向下摩运，一边口吐"吹"音。

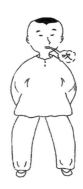

"吹"字吐气法：鼻吸口呼，发声吐气时，口型先做吹气状，然后嘴角后引，唇向两侧拉开，气息匀长。

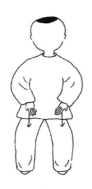

当摩运到大腿后侧时，发音吐气结束，自然调息。

两手轻抚肚脐，重复动作导引和发音吐气，最后两眼垂帘，做叩齿，赤龙搅海，津液分 3 次咽下。

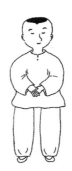

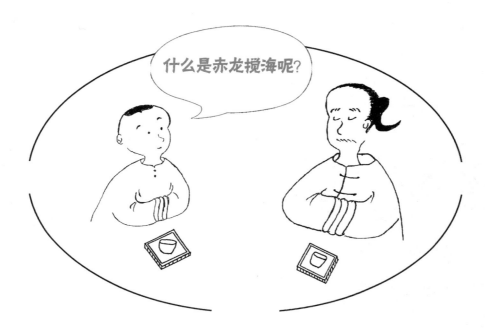

就是舌头在唇齿间搅动，舌头为红色，比喻成赤龙，在口腔里搅动可以刺激唾液腺的分泌。唾液是人体一宝，又叫金精玉液，可以补益肾精，人年轻，唾液分泌就多；年纪越大，唾液就越少。

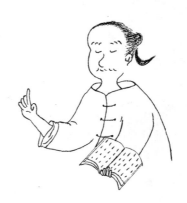

功夫秘诀

秘诀一 大呼加细呼。口吐吹音时，大呼 10 次，发声；细呼 20 次，即只吐气不发声。吹字诀要注意口型的变换，由圆变扁，先噘圆，然后嘴角向两侧引开。

秘诀二 导引以通经。吹字诀的导引是为了刺激巡行在体后的肾经。两手沿带脉摩运到腰后时，可以摩搓腰部数次，然后再吐"吹"字。

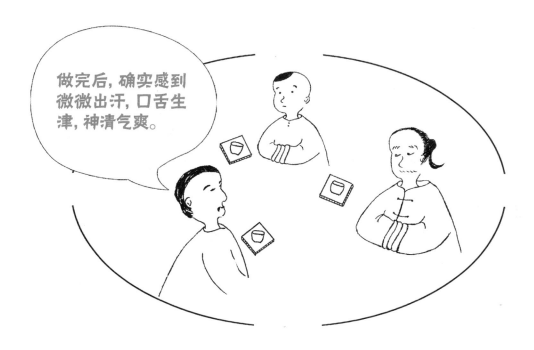

做完后，确实感到微微出汗，口舌生津，神清气爽。

高血压之所以难愈，就因为它是一个综合性的亚健康症状，和心、肝、肾或多或少都有关系，心火过旺，肝阳上亢，肾阴不足，再加上点不良的生活习惯，都可以引起血压升高。吹字诀对应的是肾，吐纳加导引，可以排出肾之浊气，调理肾经，温养肾水，补纳肾阴，使水火既济。

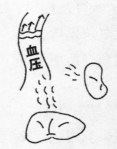

经典方剂

今天介绍柏汤，可以祛阴虚血热、血压偏高，柏汤是自古流传下来的轻身益气、延年益寿汤。于夏秋之交采取嫩柏叶，用线扎定，悬挂于大瓮中，可以保持柏叶的青翠，用纸糊瓮口，约经一月叶干为度，研末，取适量代茶饮。柏叶，说的是侧柏叶，性味苦涩寒，常用于凉血止血。《医林纂要》记载其"泻心火，平肝热，清血分之热"。《金匮要略》《本草图经》中也都记载了柏汤的不同用法。现代药理研究证明，侧柏叶中富含黄酮等各种成分，具有镇静、镇咳、扩张血管和降压等作用。柏汤茶性寒，脾胃虚弱的人不适宜饮用。

上工揉耳

开启宗脉之窍上的降压点

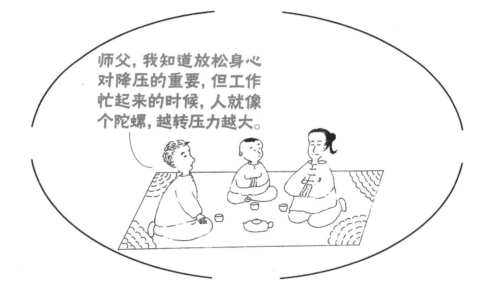

但愿百年无病痛，不叫一息有愁容。

身处红尘，人要学会在呼吸之间、念念之间微调身心。

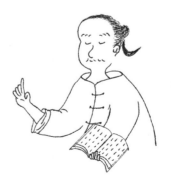

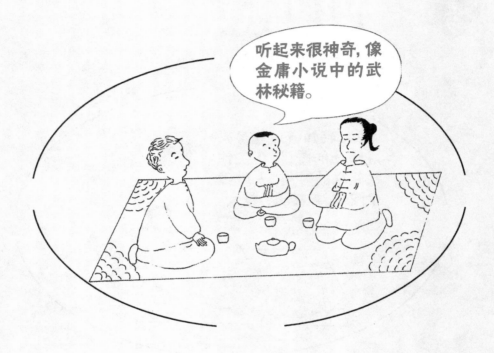

其实很简单。握拳中指点按劳宫，同时用力外展脚趾，刺激涌泉，自然呼吸，3秒后放松，细细呼气，感觉气息深入脚底。

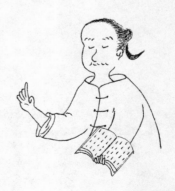

268

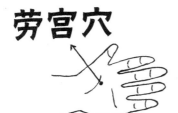
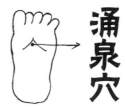

　　人体有两个降压的特效穴，一个是劳宫穴，另一个是涌泉穴。劳宫穴在手掌心，主清心热，泻肝火。握拳时，中指点按的地方就是劳宫穴。涌泉穴，在脚底板上三分之一处，是肾经上的要穴，常用作昏厥、高血压的急救穴。这个方法临睡前躺在床上也可以做，既有助于清心火，降血压，又能安眠。今天再教大家一招既方便又实用的降压小方法——上工揉耳。

源流出处

　　上工揉耳，源于耳穴疗法。耳朵，就像一个倒置的胎儿，密布着人体脏腑、神经系统反射区。耳穴疗法同针灸一样古老，《黄帝内经》中记载："耳者，宗脉之所聚也。"十二经脉分别巡行于耳，脏腑气血上注则为听。耳作为宗脉之窍，是人体健康的一个大开关，按摩耳窍，能牵动一身健康。

跟着师父学导引

　　两食指指腹分别压在耳甲腔心穴上（耳甲腔最深处发亮部），拇指捏在耳后对应部位上，捻揉 30 次。

　　拇指、食指捏住耳垂，拇指按揉翳风（耳垂后部），食指按揉交感穴（耳轮下角末端），捻揉 30 次。

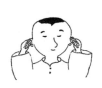

　　拇指和食指捏住耳轮上部，沿降压沟（即耳背沟，位于耳郭背面）从上向下揉捏 30 次，到耳垂时轻轻稍用力向下拉引。

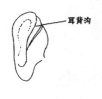

耳背沟

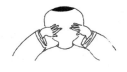

　　最后，两掌心掩耳孔，中指和食指在脑后弹拨，发出"咚咚"的敲鼓声，做鸣天鼓 30 次。

功夫秘诀

秘诀一 方寸之间下功夫。上工揉耳的手法要细腻，耳朵只有方寸大小，穴位密集，按揉时，力点在指尖，力度适中，揉耳后，以耳微微发热为宜。

秘诀二 敲鼓时要咚咚作响。做鸣天鼓时，掌心掩实耳孔，为的是屏蔽掉鼓膜传播，敲击声经颅骨传播，才会发出咚咚的声响，食指弹拨在风池穴附近，即枕枕头的后脑部位。

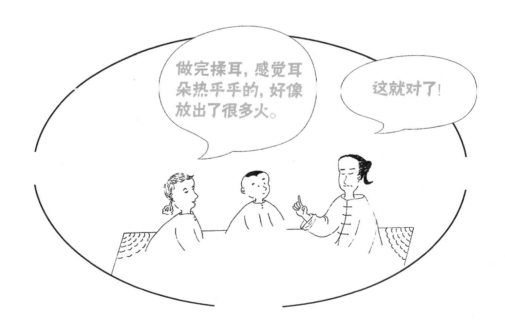

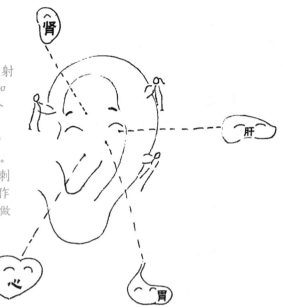

耳朵上面密布着重要脏器的反射区，刺激相应区域，可以引起神经和内分泌的良性反应。上工揉耳时，分别对心穴、交感穴、降压沟进行按摩，可以舒缓心血管系统，降低交感神经兴奋性，减少兴奋紧张激素的分泌。最后的鸣天鼓，通过声音的震动，刺激宗脉之窍，从而起到醒脑凝神的作用。揉耳是积微成著的功夫，坚持做效果最好。

经典方剂

今天介绍一款常用的民间验方，菊茶决明饮。打我记事时，就常见师爷喝这款茶。此茶对于中老年高血压、高血脂、便秘的人有不错的效果。取菊花 3 克，山楂 15 克，决明子 15 克，放入茶杯中，沸水冲泡，温浸半小时，代茶饮用，不拘次数。菊花我们前面介绍了，是疏风清热、凉肝明目的佳品。山楂药食同源，能够化积食，行结气，消血瘀气块，是医方中消积行气的常用药。决明子能清肝明目，《神农本草经》将其列为上品，《日华子本草》记载其"治头风，明目"，决明子还有润肠通便的作用，所以这款茶尤其适合便秘的高血压病人。

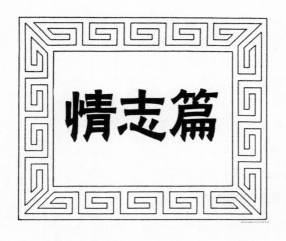

情志篇

第二章
宁心安神，走出失眠

　　近段时间，前来咨询失眠的人越来越多，导引子便把大家聚在一起，聊聊睡眠，练练功。甘草跟着师父忙前忙后，结识了很多新朋友，但让他不明白的是，怎么会有那么多人睡不着觉，他可是躺下就着，一觉能睡到日上三竿的啊。

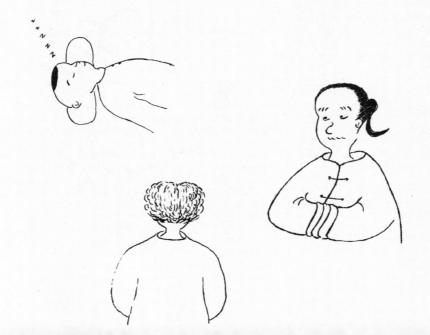

温煦脐轮

固本培元，道家的养气安神法

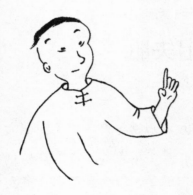

我睡眠一直不太好，也采取了很多预防失眠的方法，每晚喝助眠的牛奶、小米粥，枕边放上苹果，准时上床，结果还是很难入睡，这些东西喝多了，反倒是一趟趟上厕所。

饿了想吃，困了想睡，睡觉就像吃饭一样，是人的本能行为，越把睡觉当回事，就越容易走进失眠怪圈。

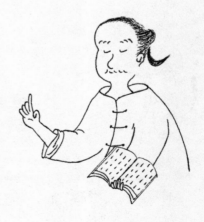

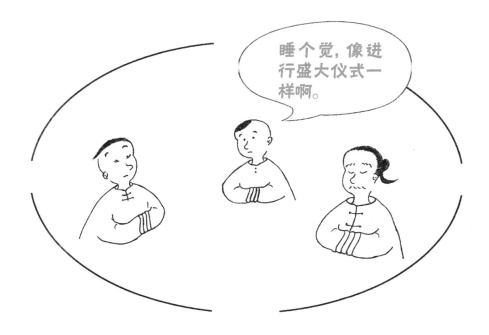

问题就在这，所有的这些仪式行为，都在强化"我害怕睡不着""我还能睡多久"的意识，导致脑电波加强，大脑启动了另外一种被动程序——兴奋，结果真的就把睡眠"丢"了。

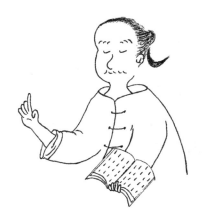

275

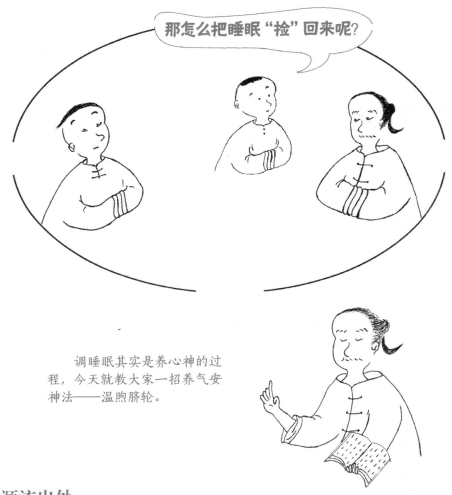

那怎么把睡眠"捡"回来呢?

调睡眠其实是养心神的过程,今天就教大家一招养气安神法——温煦脐轮。

源流出处

温煦脐轮,源于十二段锦。十二段锦前面说过,是道家修炼的一种方法。道家对生命极为重视,不念前生,不畏来世,修好今生的性与命。

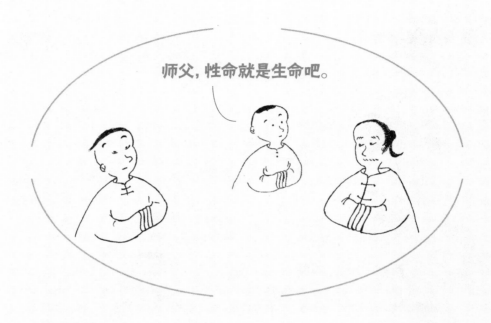

性，一般指精神；命，说的是肉体。通过一系列方法，让人的身心和谐统一。温煦脐轮是一种心意功夫，通过温养丹田，从而固本培元，养益身心。

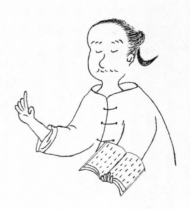

跟着师父学导引

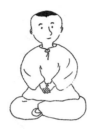

散盘而坐,小腿自然交叉,腰脊微微竖起,含胸松腹,下颏微收,肩肘松垂,两手轻抚肚脐。

两眼垂帘,眼睛微闭,还能看到一丝光线,眉宇间松展,舌尖轻触上门牙,感觉舌下生津。

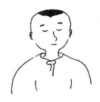

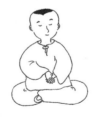

呼吸自然,细匀深长,掌心在小腹微微摩运,细微缓慢,引意下行,感觉小腹松沉,温暖舒适。

温养10分钟,感觉口中甘润,眼睛润泽,然后做赤龙搅海30次。

功夫秘诀

秘诀一 把握火候。意念为火，呼吸为风，二者结合，即是火候，火候太大，便会引火上身，所以呼吸和意念都不要太重，似守非守，绵绵若存。

秘诀二 盘坐要舒适。盘坐是儒释道各家修行时常采用的坐姿，有利于收摄心神，在臀部下面垫一个3厘米厚的垫子，可以减缓腰骶压力，让腰腿更舒适。

　　中医把失眠称为"不寐"，主要是邪火上炎所致，意有余则为火，过多的思虑就是邪火，会导致夜不能寐，引火下行是防治失眠的关键。做温煦脐轮时，通过温暖小腹，心意下行，把上蹿的邪火引入丹田。丹田就在肚脐周围，像一块柔软的沃土，是人的性命之祖，生气之源，人的元气发于肾，藏于丹田，借三焦之道，周流全身。丹田温暖，可以温煦五脏，从而固本培元，养气安神。

经典方剂

　　今天介绍酸枣仁粥，这款粥很适合心悸失眠、心烦发热的人。取酸枣仁（微炒）15克，生地黄15克，粳米少许。枣仁、地黄煎水取汁，然后入粳米煮粥食用。酸枣仁自古被用作助眠良药，《本草纲目》中称其熟用疗胆虚不得眠、烦渴虚汗之证。生地黄常用于养阴清心，和酸枣仁合用，借助粳米的谷气，对心烦失眠有不错的效果。另外柏子仁也常用于安神助眠，《本草纲目》中记载其"养心气，润肾燥，安魂定魄"，可以把柏子仁和酸枣仁炒香后，每晚煮茶喝。

第二节 孙思邈行气法

心息归一，枕中方中的速睡法

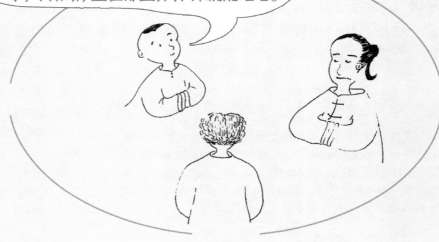

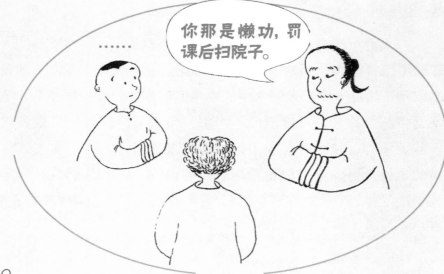

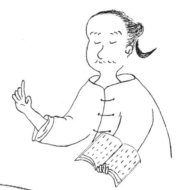

要知道，心意的功夫远比肢体难练，越是看不见的东西就越难把握。

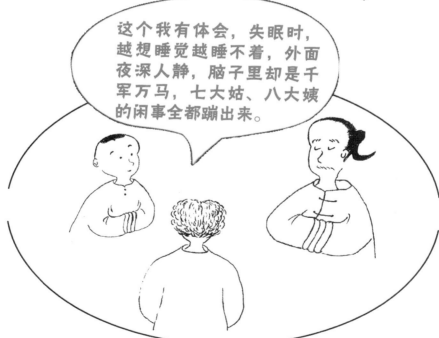

这个我有体会，失眠时，越想睡觉越睡不着，外面夜深人静，脑子里却是千军万马，七大姑、八大姨的闲事全都蹦出来。

这就叫心猿意马，杂念就像猿猴和野马，不受控制，到处乱跑。练习导引时，就是依托一种方法，用一条不松不紧的缰绳把"心猿意马"拴上，让它们不再乱跑。今天就教大家一种心息归一的速睡法——孙思邈行气法。

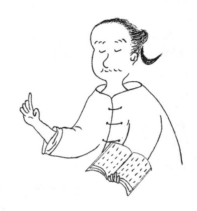

源流出处

孙思邈行气法，源于《千金要方》。孙思邈是唐代大医药学家，被誉为"药王"，对后世影响深远。这位大医生是位百岁老人，一生践行摄生之道，他的行气、导引、服饵、保精等方法被广为流传。孙思邈注重行气，《千金要方》中记载，善用气者，可以延年命，祛百病。

跟着师父学导引

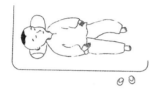

仰卧床，铺厚软，眼微闭，耳无所闻，目无所视，心无所思，舒手展足。

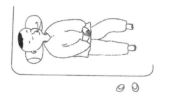

细细叩齿，搅赤龙，饮玉浆，而后，鼻引清气，气息深入，徐徐入腹，小腹微微起伏。

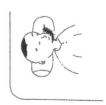

口角松垂，两唇微闭，从嘴中细细呼出浊气，吐纳之轻，仿佛鸿毛置口鼻而不动。

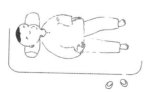

呼吸吐纳之时，心中默默数息，经300息，或养神，或安眠，常习之，则耳目精明，身体悦泽。

功夫秘诀

秘诀一 松沉是功夫。孙思邈行气法最重要的前提是放松，身体越松弛越好。放松时，感觉手脚松沉，越沉越远，最后感觉不到手脚的存在。

秘诀二 行气如轻羽。吐纳时，越轻柔细匀越好，仿佛羽落鼻尖而不觉，不可憋气或者努气；数息时，要似数非数，即便数错，也无关紧要，有意系心间，但又不着迷。

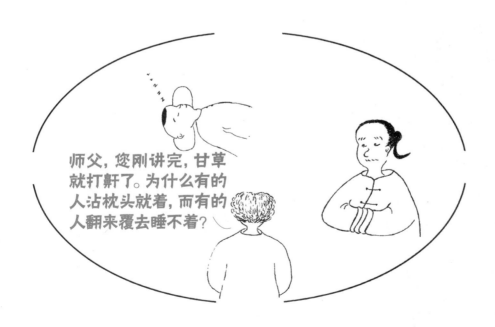

每个人大脑皮层的调节能力不同，就像肌肉力量不同一样。白天的思维、情绪都会在脑皮层留下痕迹，持续过强的刺激使部分脑皮层紧张，像肌肉痉挛一样，这时候就需要一定的方法，让紧张的脑皮层松下来。行气法的关键就在于数息，呼吸是身体中唯一的，既能自动又能自主的功能，通过数息，把千头万绪归为一念，副交感神经增强，神经体液调节趋向良性，在身心综合作用下，大脑皮层工作有序，该睡的时候睡，该醒的时候醒。

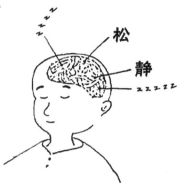

经典方剂

今天介绍延寿酒，心脾两虚、健忘失眠、头目昏沉的人很适合用这款酒。龙眼肉（干）500 克，桂花 120 克，白糖 250 克，白酒 5 升，同入于坛中，将坛口封固，取上清液饮用少许。龙眼，又名桂圆，不仅是名贵食品，也是滋补良药。《滇南本草》记载它"养血安神，长智敛汗"，《本草纲目》称其"开胃益脾，补虚长智"。桂花可以醒脾，平肝，理气宽胸。白糖补脾和中。每天饮少量的延寿酒，可以补益心脾，益智安神。

第三节 睡丹功

睡仙陈抟老祖的睡功养生法

前几年有部电影《催眠大师》，人可以被催眠到几层梦境，请问师父，催眠可以用于失眠吗?

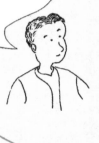
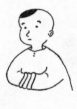
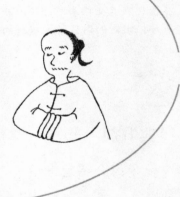

催眠是一种古老的心理治疗术，拍成电影，采用的是夸张渲染手法。如果用于治疗失眠，可采用自我催眠的方法，简单又安全。

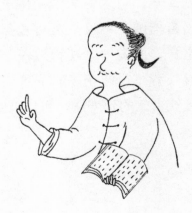

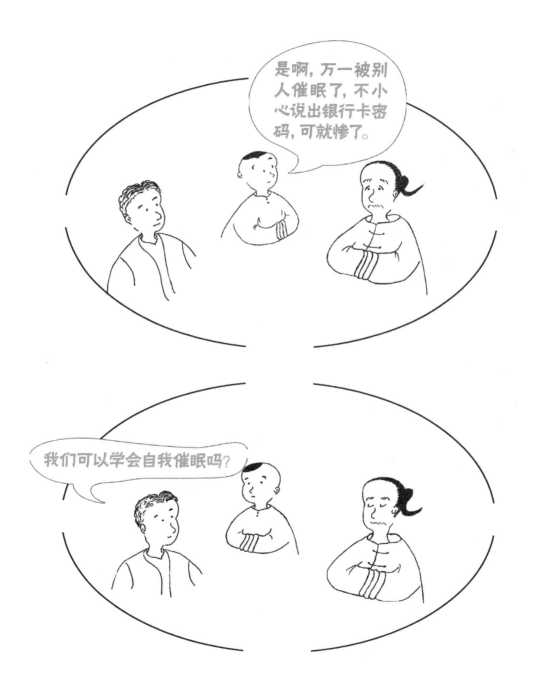

催眠的原理很简单，重复而单
调的刺激，我们每个人几乎都被
催眠过，比如高速路上开车犯困，
火车上打盹儿，都是单调的刺激
诱发困觉。

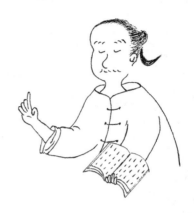

没错，我平时睡不
着，只要一上公交
车就打盹儿，咣当、
咣当就睡着了。

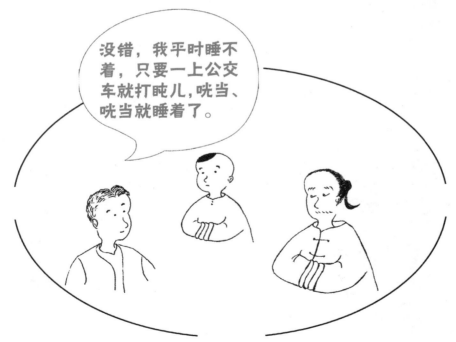

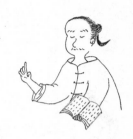

　　自我催眠的方法中国古代就有，今天就给大家介绍陈抟老祖的睡丹功。

源流出处

　　睡丹功，简称睡功，源于陈希夷的睡功养生法。陈希夷，名抟，宋代著名道士，博学多才，被尊为"儒师道祖""希夷先生"。他主张以睡休养生息，常常一睡数日，因而得名"睡仙"。陈抟最大的贡献是对道家养生哲理的构建，他主张以无为之心做有为之事，在养生上亦是如此。他的睡功从修心入手，核心是修心养神，诸欲不扰。

跟着师父学导引

　　陈希夷的《蛰龙法》口诀：龙归元海，阳潜于阴。人曰蛰龙，我却蛰心。默藏其用，息之深深。白云高卧，世无知音。

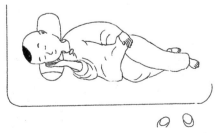

　　　　　侧身而眠，若龙之盘，一手屈肱枕头，一手轻抚肚脐，神不外驰，炁（气）自安然。

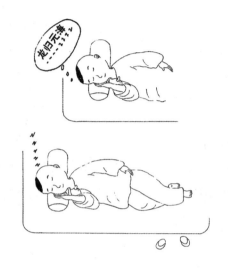

收心下藏丹田，神炁自然归根，默念上述蛰龙口诀，先睡心（收心归一），后睡眼（后闭目入睡）。

息无所促，形无所动，只留一点神炁相依，如炉中一点火种相似，绵绵不绝，若有若无。

功夫秘诀

秘诀一 一念代万念。形神息松沉是睡功的关键，心中千般思绪换成蛰龙口诀。反复默念口诀时，越慢越好，仿佛默念之气沉到了小腹，同时感受口诀的意境，好像卧在白云深处一样惬意。

秘诀二 不拘于形。睡功姿势不必拘泥，不习惯侧卧位的，可采用仰卧，两手轻抚肚脐，呼吸自然绵绵。午休时还可采用坐姿，眼睛垂帘，默念口诀静定片刻，便会神清气爽地投入下午工作。

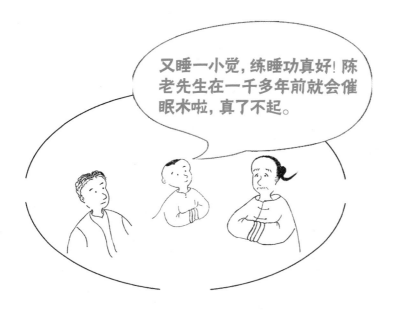

古导引中蕴含很多现代科学道理。反复失眠时，不良情绪会在大脑神经网络形成超链接，脑细胞甚至会制造出新感受器，不断增强这种杂乱程序，就像瘾君子发作似的，越想入睡，杂念越多。练习睡功法时，用一念代万念，用口诀代替杂念，在脑神经系统建立起新的、简单的反射，用积极肯定的内部对话取代杂乱程序，调节生化系统的内分泌，从而改善睡眠的专注力，提高睡眠质量。

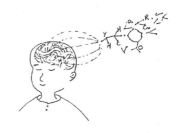

经典方剂

今天介绍《寿世传真》中的莲薏粥，这款粥适合心肺虚热而引起的心烦失眠、浮肿泻泄者。白莲肉（去皮心）1两，薏苡仁1两，白米1两，三味同煮成粥，温食，每日1次。白莲肉即莲子，《本草纲目》中记载莲子"交心肾，厚肠胃，固精气，强筋骨，补虚损……"薏苡仁能健脾补肺，除湿热，利肠胃，消水肿。莲子和薏苡仁相配伍，则能健脾去湿，清心安神。高血压、糖尿病患者出现上述症状的，可以长期食用。

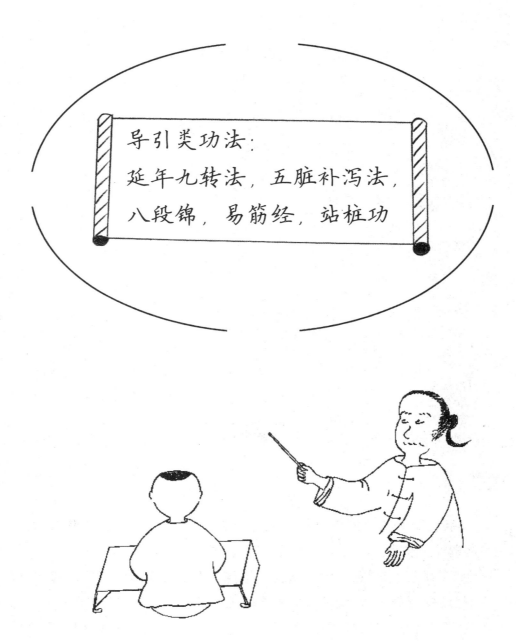

附录
引导类功法

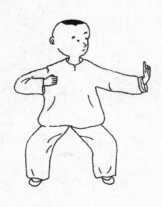

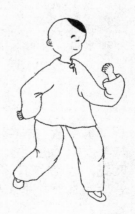

导引子

第一节 八段锦

功法特点

　　八段锦是导引类功法中的代表之一，成形于宋代，萌芽于祛病导引术。八段锦最主要的特点是内壮脏腑，人老先从里面老，脏腑功能渐弱，人便形色渐衰，这就好比花草的根系弱了，你施肥养分也进不去。八段锦通过调和脏腑气机，让该升的升，该降的降，该散的散，从而增强其功能，固本培元，壮内强外。

功法特点

　　　　预备式：松静站立，两手环抱腹前，百会上领，下颏微收，宽胸沉腹，松肩松腕，形如木桩，静养片刻。

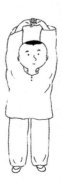

　　　　第一式 两手托天理三焦：两手交叉向上托，拔腰收腹托天式，左右分掌松落下，起吸落呼气自然，舒展身心理三焦。

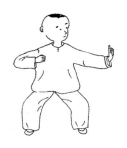

第二式 左右开弓似射雕：双手搭腕在胸前，左推右拉似射雕，马步下蹲如磐石，竖指坐腕爪如钩，左右重复调肝肺。

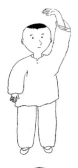

第三式 调理脾胃须单举：两手上下做功夫，左臂旋掌劲托天，右掌下按在胯旁，撑天挂地气磅礴，脾胃气机升降和。

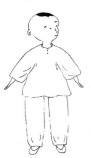

第四式 五劳七伤往后瞧：两掌扶按在胯旁，起身旋臂酸麻胀，转头尽力往后瞧，大椎旋动补阴阳，旋经通络祛虚劳。

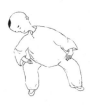

第五式 摇头摆尾去心火：开步正身成马步，俯身旋腰转腰脊，身如鳝鱼水中游，含胸松腹转尾闾，摇头摆尾通心气。

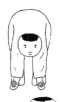

第六式 两手攀足固肾腰：脚同肩宽起手臂，展身吸气意冲天，俯身呼气攀腿足，势随气走定深浅，一呼一吸一回旋。

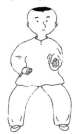

第七式 攒拳怒目增气力：开步正身成马步，两拳握固抱腰间，怒目冲拳吐浊气，两拳前后拉两胁，旋腕握固收腰间。

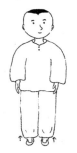

第八式 背后七颠百病消：两腿并立提脚踵，足尖用力足跟悬，提踵吸气搓谷道，颠足震脚松全身，反复做功百病消。

收式：两掌合于腹前，静养片刻，搓耳摩面，气息归元。

保健作用

对整个人体而言，肌肉筋膜最好练，它们接受随意支配，你让它向上，它不会朝下；但是脏腑就不同了，它不听你的主观指挥，吃得太饱了，你想让肠胃蠕动加快，可人家还是按照自己的节律消化。有三种方法可以锻炼脏腑，改善其功能。一是吐纳，以呼为主的缓慢呼吸可以增强副交感神经的调节，脏腑活动得快慢都听它指挥；二是心境，心情放松，情感愉悦可以改善激素和神经递质；三是导引，通过胸腹有规律地开合收放，增强脏腑自身肌群，调理它们之间升降开合的气机。八段锦就是上面所有方法的典型代表，通过柔和缓慢的躯体导引，呼吸吐纳，心意归一，从而起到壮内强外的作用。

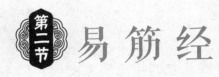 第二节 易筋经

功法特点

在古代，只有最经典的东西才可称为"经"，比如《黄帝内经》《茶经》等。《易筋经》是导引术中的经典，它最主要的特点是抻筋拔骨，养益气血。对人体而言，精气神为无形之物，筋骨肉为有形之身。易筋经的抻筋，练的是深层筋膜；易筋经的拔骨，旋绕的是脊柱这根大梁，通过练有形，养无形，从而起到变易气血筋脉的作用。

功法内容

预备式：松静站立，两手垂于体侧，百会上领，下颏微收，宽胸沉腹，松肩垂肘，静养片刻。

第一式 韦驮献杵一：立身中正起手臂，胸前合十眼低垂，气息平定神自敛，心意清澄貌亦恭。

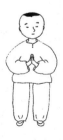

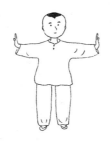

第二式 韦驮献杵二（横担降龙杵）：两掌经胸侧平开，坐腕立掌夹脊紧，脚趾抓地劲力足，目瞪口呆心气平。

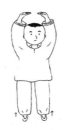

第三式 韦驮献杵三（掌托天门）：两掌经胸屈肘收，耳后托天提踵立，咬紧牙关不放宽，足尖驻地立身端。

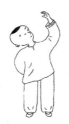

第四式 摘星换斗：落踵拧腰两掌下，膝盖超前旋腰脊，低头顺势看胯旁，直身擎天掌覆头，转颈抬头注掌心，松紧有度左右往。

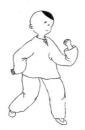

第五式 倒拽九牛尾：落掌退步成弓步，两拳前后顺势握，拧胯转腰收两臂，力由脚发传两膀，如拽牛尾前后移，松紧有度左右往。

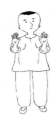

第六式　出爪亮翅：上步平立屈肘收，挺身推掌兼怒目，圆背吐气展肩胛，力达指尖如排山，退若还潮收胸前。

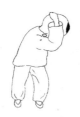

第七式　九鬼拔马刀：两臂轮展前后开，右抱头来左贴背，屈膝拧腰侧首弯，身如麻花两肘合，起身直立侧上瞧，松紧有度左右往。

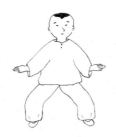

第八式　三盘落地：侧开半步两掌平，缓慢蹲踞手轻落，松腰敛臀吐嗨气，起身直立掌托山，渐蹲渐低量力行。

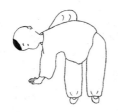

第九式　青龙探爪：两手握固收腰间，左从右出探龙爪，拧腰怒目引两胁，收掌俯身转腰脊，围收过膝慢起身，松紧有度左右往。

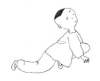

第十式 卧虎扑食：大步
跨出爪前扑，两足分蹲身似
倾，屈身蠕动展腰脊，昂首
挺胸前探势，偃背腰还似砥
平，松紧有度左右往。

第十一式 打躬式（打躬
击鼓）：两手掩耳抚后脑，
食指弹拨鸣天鼓，低头卷颈
俯腰身，起身直颈慢抬头，
更迭有序量力行。

第十二式 掉尾式（摇头
摆尾）：挺膝俯腰伸臂膀，
叉掌触地量力行，抬头瞪目
摆尾间，头尾相摆腰侧弓，
松紧有度左右往。

收式：引气调息，气息归元，静养片刻。

保健作用

易筋经从头到尾，都在围绕脊柱下功夫。脊柱有着人体最精
密的结构，重要的神经、经络、血管在这里进进出出，它关联脏腑，
通络筋脉，上济脑髓，维系阴阳，是人体的保健重地。易筋经柔
和缓慢，慢中带着劲道，它通过脊柱的旋转屈伸，濡养人体的命脉；
同时通过脊柱的侧屈、蠕动等，牵拉脏腑和四肢的活动，以形导气，
意随形走，从而达到练筋骨肉、养精气神的保健作用。

延年九转法

功法特点

"延年九转法"最早叫"祛病延年法"，是一套系统按摩腹部的方法，由清代大医生、大养生家方开编创。整套功法共有九式动作，都有转动的特点，经常练习，可以补虚泻实，除旧布新，充实五脏。方开大医生本人常年坚持这套方法，耄耋之年依旧童颜鹤发，悬壶济世，所以后世把这套方法又称为"延年九转法"。

功法内容

第一式：两掌相叠按揉心窝处，在胸骨的剑突下面，顺时针旋转摩动 21 次，力度缓慢柔和（掌根的劲道优于掌指）。

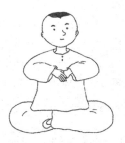

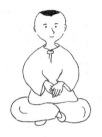

第二式：由心窝处向下按摩，顺时针转动 21 次，边按揉边向下移动，至脐下高骨（即耻骨联合处）。

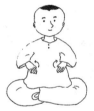

第三式：两手在脐下高骨分开，从腹部两边沿着对称的弧线，螺旋形向上按摩 21 次，直至心窝，两手交接。

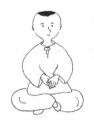

第四式：再从心窝开始，两手相叠，向下直推摩到脐下高骨，一上一下为 1 次，推摩 21 次。

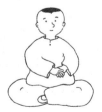

第五式：右手围绕脐腹（肚脐周围的小腹），从左侧开始，按照顺时针方向，旋转摩腹 21 次。

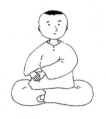

第六式：左手围绕脐腹（肚脐周围的小腹），从右侧开始，按照逆时针方向，旋转摩腹 21 次。

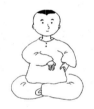

第七式：左手叉腰（拇指在前），轻捏左软肋下，右手从左乳下方，顺直线方向，推至腹股沟 21 次。

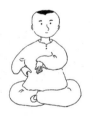

第八式：右手叉腰（拇指在前），轻捏右软肋下，左手从右乳下方，顺直线方向，推至腹股沟 21 次。

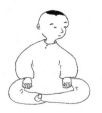

第九式：自然盘坐，两手握固放在两膝上，做摇身晃体，上身分别逆时针、顺时针转动 21 次，晃体幅度宜大，速度要慢。

保健作用

　　摩腹是按摩保健的重要内容，被历代医生和养生家所重视。摩腹是一种有规律的、柔和的外力促动，它能够提升经络气血的运行和脏腑功能的发挥，以动化瘀，去旧生新，所以摩腹具有理气宽中、和胃降逆、健脾润肠的作用。古人曾赞誉这种方法为：祛外感之诸邪，消内生之百症。但是摩腹并不适合所有人，腹内有肿瘤、感染、出血，或者妊娠期间都不宜做摩腹。

第四节 五脏补泻法

功法特点

　　五脏补泻法源于唐代胡愔的《黄庭内景五脏六腑补泻图》。胡愔自幼皈依道教，在医道养生上贡献显著，她摒弃了玄虚艰涩的神化理论，在方法上复归朴素易行的吐纳、导引、食养、药补诸法。胡愔一生践行修道养生，她所建立的六字气法新体系直接奠定了后世六字诀的结构和形式，为后世养生家所普遍遵循；她的导引法依脏腑气机而行，而且众术合一、简练质朴。

功法内容

肺脏补泻法

　　六气法：吐纳用呬（sī），以鼻微长引气，以口吐之，勿令耳闻，肺有疾，用大呬 30 遍，细呬 10 遍，过度损。

　　导引法：正坐，缩身曲脊，两手上举，重复数次；反拳捶背，左右各数次；毕，闭目，叩齿，鼓漱，咽津。可祛肺风邪积劳。

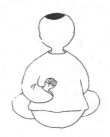

心脏补泻法

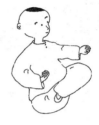

六气法：吐纳用呵（hē），方法同上。常吐呵气，能静其心，和其神，去心之劳热、一切烦闷。

导引法：正坐，握拳，用力左右冲拳数次；左手按右手腕，向上如托重石，左右各数次；两手相叉，以脚踏手中数次。毕后方法同上。

肝脏补泻法

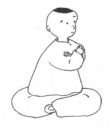

六气法：吐纳用嘘（xū），方法同上。嘘者，肝之气，绵绵数次，不绝为妙，自然去肝风虚热，眼疾。

导引法：正坐，两臂胸前相叠手按臂上，缓缓极势左右转身，各数次；两手交叉，胸前推掌，反复向胸数次。毕后方法同上。

脾脏补泻法

六气法：吐纳用呼（hū），方法同上。呼者，能抽脾之疾，宿食不消，数数呼之，以驱其弊。

导引法：正坐，一腿前伸，一腿弯曲，两手尽量扳住伸直的脚尖，左右各数次；跪坐，手撑地，转身回头虎视，各数次。毕后方法同上。

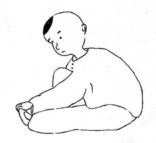

肾脏补泻法

六气法：吐纳用吹（chuī），方法同上。吹者，肾之气，数数吹之，相次勿绝，肾气沉滞者，则渐通也。

导引法：正坐，单手上托如举重石，拉开两胁；屈膝，两手环抱，向左右转身；左右腿交替伸出收回，上述导引各数次。毕后方法同上。

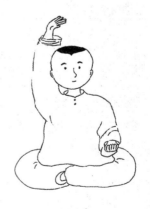

胆腑补泻法

六气法：吐纳用嘻（xī），方法同上。如此六字，脏腑之气，非神名，人用宜知之，但为除疾，非胎息也。

导引法：正坐，伸直两腿，以两手挽脚腕，昂头塌腰，再舒缓腰身；大坐（两腿分开），两手拓地，努腰脊，上述导引各数次。毕后方法同上。

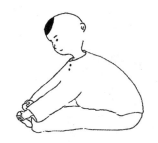

五脏补泻法里加了个胆腑，因为"少阳为枢"，足少阳胆经就像掌管门户的转轴，是人体气机升降出入的枢纽。在后世六字诀的演变中，三焦替换了胆腑，但基本字诀不变。

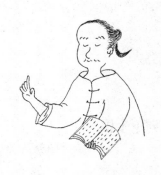

保健特点

胡愔的《黄庭内景五脏六腑补泻图》，以"五脏坚强"而"去老延年"为核心，形成了一套脏腑练养体系。五脏者，藏精气而不泻，故满而不能实，疏涤五脏，故精自生。五脏补泻法采用的是无药良方，以自身之道养自身之体，可以补虚祛劳，内壮五脏。练习时也很灵活，可以将六气法和导引法分开练，也可以专门针对某一脏器，单选一种方法来做，因人而异，方便易行。

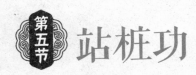

功法特点

俗话说，百练不如一站，这个"站"说的就是站桩。站桩是武术、导引、太极的基本功，跟着师父学功夫，要先站桩，再学拳，站桩是外练筋骨皮、内养精气神的重要方法，表面看起来像树桩一样，却是外静内动，里面凝神养精，气血涌动，濡养脏腑百骸。站桩功外形简单，入门困难，坚持不易，但受益无穷。

功法内容

脚下生根

脚下就像树根，扎实而有力度，开立脚尖朝前，屈蹲膝不过尖（脚尖），脚趾轻扣地面，重心均衡脚掌，不前倾，不后仰。

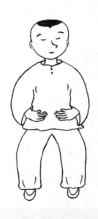

躯干如桩

松腰敛臀，如坐高凳，小腹松沉，尾闾中正，会阴微收，宽胸松腋，命门（肚脐正后方）微开，两手抱球，松肩环臂，周身轻灵，中正安舒。

悬顶竖脊

百会处如悬丝线，脊柱如链条节节松展，目光内含，神不外驰，下颏微收，舌尖轻触上齿，口舌生津，下润五脏。

行气至微

呼吸细匀深长，吐纳自然有序，不刻意而为，无努憋之气，腹内松静，气自腾然，如行九曲之珠，无微不至。

精神内守

引意下行，小腹温煦，形松气充，身心自在，内固精神，外示安逸，不可用心守，不可无意求，似守非守，绵绵若存。

百会穴

保健特点

站桩兼取了静功和动功的健身效果，以一种均衡的兴奋和抑制，对全身产生良好的作用。站桩时，亦静亦动，意守小腹丹田，心息归一是一种浅抑制；特定的站姿产生肌体的弱兴奋，浅抑制和弱兴奋的协同运作，使大脑司令部产生前所未有的良性变化。这种变化的结果使司令部休息和工作能力超前提高，调动免疫兵力修复病灶；增强副交感神经的作用，脏腑经络气血鼓荡，从而增强脏腑功能；站桩时的静力性紧张，使肌肉毛细血管大量开放，循环血量大大增加，全身气血充盈。所以站桩是外练筋骨皮、内养精气神、祛病延年的极好方法。凡是劳心劳力的人，每日抽得片刻闲，站站桩，养身心，是祛虚劳、健身心的方便法门。